Masaje tailandés con yoga

Kam Thye Chow

Masaje tailandés con yoga

TERAPIA DINÁMICA PARA EL BIENESTAR
FÍSICO Y LA ENERGÍA ESPIRITUAL

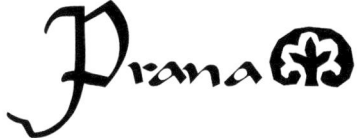

Thai Yoga Massage
© Kam Thye Chow, 2005
© Inner Traditions International, Ltd.

Masaje tailandés con yoga
Kam Thye Chow

D.R. © Editorial Lectorum, S.A. de C.V., 2005
Centeno 79-A, Col. Granjas Esmeralda
C.P. 09810, México, D.F.
Tel.: 55 81 32 02
www.lectorum.com.mx
ventas@lectorum.com.mx

L.D. Books
8313 NW 68 Street
Miami, Florida, 33166
Tel. (305) 406 22 92 / 93
ldbooks@bellsouth.net

Primera edición: septiembre de 2005
ISBN: 970-732-117-2
Traducción: Miguel Martínez Sarmiento

Traducción y características tipográficas aseguradas
conforme a la ley. Prohibida la reproducción parcial
o total sin autorización escrita del editor.

Impreso y encuadernado en México
Printed and bound in Mexico

*Para Anika y nuestro hijo, Keanu,
con amor inmenso, y para el
masaje tailandés con yoga, con gratitud.*

AGRADECIMIENTOS

Quiero agradecer primero a todos los maestros que han encauzado mi práctica y me han transmitido la noción espiritual de la *metta* (bondad amorosa). Me siento muy agradecido y afortunado de haber conocido personas tan excelentes que han compartido su arte y sus conocimientos con tanta generosidad. En particular quiero agradecer a mi maestro y amigo Asokananda, quien me ofreció los fundamentos del masaje tailandés con yoga. Su conocida investigación sobre las líneas de la energía sen ha contribuido mucho en el campo del masaje tailandés y para este libro.

Un agradecimiento especial para Emily Moody, quien surgió como un ángel y una hermana en el sendero del dharma en el momento preciso. Su dedicación y ayuda en la redacción y la edición ayudaron a convertir mis ideas en palabras. Sin ella, este libro no hubiera sido posible.

A mi estudiante más antiguo, Pierre Boudreau, quien a pesar de su renuencia inicial para aprender este arte, en la actualidad es un maestro y practicante bien establecido y reconocido. A Chris Holmes, cuya ayuda en el aspecto práctico de la segunda parte fue inestimable. Su talento como comunicador y maestro del masaje tailandés con yoga mejoró de manera notoria el aspecto didáctico de este libro. A Lissa Guilbault por su constante apoyo en el desarrollo de la escuela de la Palma de loto (Lotus Palm). A

Tom Casey, cuya comprensión de la danza y el movimiento ayudó al flujo general de la obra.

Le agradezco a Serge Caron, mi fotógrafo, por su naturaleza amable y tranquila. A Catherine Waller por su ayuda para trazar las líneas de energía sen. A la doctora Geraldine Jacquemin, por su generosa opinión médica. También a mi editora en Healing Arts Press, Susan Davidson, por su intenso esfuerzo y su habilidad para terminar este libro.

Un profundo agradecimiento al amor de mi vida, Anika Lefebvre, médica de profesión, por sus sugerencias y resúmenes sobre todos los aspectos médicos del libro y por participar como modelo en las fotografías. Su apoyo y comprensión constantes representan la forma más pura de amor. No habría terminado este libro sin su paciencia, además de su confianza al dejarme revolotear a su alrededor en todas esas posturas tailandesas de yoga.

Por último, quiero agradecer a mi maestro de danza india, Prakash, por contarme la antigua historia del pastel. El conocimiento, me dijo, es como un pastel cortado en cuatro partes. La primera representa aprender de tu maestro; la segunda, escuchar y recordar sus sugerencias; la tercera, poner en práctica el arte; y la última, significa enseñar el arte que has aprendido. Después de enseñar durante varios años, he descubierto otro pastel. Encontré que mis, por decirlo de algún modo, estudiantes ahora son mis maestros. Me ayudan a aprender, escuchar, practicar y evolucionar. De modo que le dedico un sincero agradecimiento a todos ellos, quienes, con el paso de los años, me han ayudado a crecer como maestro y a desarrollar la tradición de la Palma del loto del masaje tailandés con yoga.

PRÓLOGO

Impartía seminarios en Canadá cuando un amigo me dijo: "te voy a presentar a mi amigo Kam Thye; es un hombre con un don extraordinario". Acordó una reunión y yo recibí mi primera sesión de masaje tailandés con yoga. Me aplicó una combinación de trabajo en los puntos de presión, conciencia de la respiración, y flexiones de mi larguirucho cuerpo de 1.96 m de estatura, semejante a un montón de trozos de madera. Al final de la experiencia, me sentía muy relajado y en sintonía con el nuevo flujo de energía en mi cuerpo.

Además de la magistral sesión, también había conocido una presencia profundamente estimulante personificada por este hombre discreto y reservado. Le pregunté a Kam Thye cuál consideraba el aspecto más importante de su trabajo. Me dedicó una amplia sonrisa, extendió sus brazos con las palmas hacia arriba y contestó: "todo es *metta*", en referencia a la práctica budista de la bondad amorosa.

¿Qué identifica a un gran terapeuta? Muchos estudiantes han aprendido de la técnica; comprenden la fisiología y la mecánica corporal, pero no alcanzan a comunicarse con sus pacientes en un nivel más profundo. Lo único que supera a todas las técnicas es un corazón puro y una definida intención de servir. He encontrado esas cualidades en mis años de amistad con Kam Thye Chow.

La combinación mística inherente en el masaje tailandés con yoga, con sus raíces ayurvédicas, flujo de movimiento orgánico y transiciones estilo artes marciales, refleja las influencias culturales de Kam Thye Chow. Nacido en Malasia en una familia de curanderos chinos, Kam Thye estuvo inmerso desde su niñez en el mundo de las artes marciales chinas y la filosofía budista. También lo influyeron profundamente las prácticas de yoga y ayurveda de la India.

¿Cómo ha evolucionado la práctica del masaje tailandés con yoga desde hace dos mil años? Uno de sus aspectos convincentes es cómo se ha desarrollado en el tiempo, factor moldeado por la relación cada vez más profunda entre el practicante y el receptor. Y, no obstante, existe también un masaje tailandés con yoga eterno, sobre todo cuando se basa en la práctica de la *metta*. La belleza de la presencia de Kam Thye es que se basa en la autenticidad de esta práctica antigua y fundamental. Sospecho que, en la actualidad, una magnífica sesión difiere muy poco de una estupenda sesión de hace dos mil años, suponiendo que el practicante abra por completo el flujo de energía curativa y ofrezca de manera desinteresada sus conocimientos y su presencia al receptor en un estado de oración constante. El amor trasciende el tiempo y, en ese espacio, la curación tiene alcances infinitos.

Durante varios años, Kam Thye y yo hemos compartido el anhelo por el espíritu, y cada uno, a su modo, ha vivido como un monje y un nómada. Ahora con una familia, Kam Thye puede cultivar una práctica espiritual al mismo tiempo que habita su propia morada. En el Centro de Yoga y Salud Kripalu, el espacio más grande de su tipo en Norteamérica, mantenemos una búsqueda de senderos auténticos para ofrecer a nuestros invitados una experiencia donde se alineen de manera adecuada el cuerpo, la mente y el espíritu. Nos sentimos honrados de tener a Kam Thye como profesor en Kripalu y hemos recibido una abrumadora respuesta positiva a sus enseñanzas. La publicación de su libro es una contribución importante y oportuna en el campo de la fortificación corporal y la salud.

El budismo estudia cómo nos trasladamos de lo infinito a lo finito; ese viaje se describe como ir a una cosa, a dos o a diez mil cosas. Nuestro mundo ocupado y activo está lleno con "diez mil cosas" que reclaman sin cesar nuestra atención. Los practicantes del masaje tailandés con yoga se concentran en un conjunto infinito de variables a la vez, realizan movimientos suaves y dinámicos con el receptor, al mismo tiempo que prestan atención al ritmo de su respiración, las líneas de energía, los puntos de presión y las doshas ayurvédicas. Mantener estos numerosos niveles de atención puede abrumar el espíritu. Desde mi perspectiva, los dones de Kam Thye como educador y guía no son sólo su capacidad para desplazarse por la infinita profundidad de este arte de la fortificación corporal —la práctica antigua y contemporánea del masaje tailandés con yoga— sino el modo, dentro de la pureza de sus intenciones, en que consigue retroceder la práctica de las diez mil cosas a dos, a una: la práctica de la *metta*, el regreso al hogar de la eternidad del amor.

Sudhir Jonathan Foust
Presidente del Centro de Yoga
y Salud Kripalu

Parte I
LA FILOSOFÍA

1. DE ARTE RELIGIOSO A ARTE CURATIVO

Nací en Malasia, una nación peninsular entre China y la India. Históricamente, Malasia era el lugar de reunión para las grandes culturas de estos dos países. Muchos comerciantes, artesanos y trabajadores que venían al Lejano Oriente se establecieron en ese lugar; venían acompañados por curanderos, maestros de yoga, practicantes de las artes marciales y yerberos que llevaban sus creencias espirituales con ellos.

Mi familia es de origen chino. Comencé a estudiar las tradicionales artes taoístas del tai chi chuan, chi kung, masajes y hierbas curativas a la edad de 13 años. Al crecer en Malasia, tuve amigos de la India cuyas prácticas de ayurveda, yoga, masajes y meditación con mantras estaban completamente integrados con sus estilos de vida. Me considero muy afortunado de haberme criado en tal ambiente.

Me siento todavía más bendecido al haber encontrado el arte del masaje tailandés con yoga, que es una síntesis de yoga, ayurveda y meditación. Por todo esto tengo una deuda con mi buen amigo y maestro, Asokananda, con quien estudié en Chang Mai, Tailandia, durante seis años. Compartió generosamente este precioso arte conmigo y me introdujo a la filosofía de la *metta*, la bondad amorosa. Juntos hemos enseñado el masaje tailandés con yoga en todo el mundo.

El masaje tailandés con yoga se ejecuta en el piso utilizando ropa holgada y cómoda. Al recibirlo, uno también recibe los beneficios de practicar yoga. Esta técnica ha sido descrita como *hatha yoga dirigido*. Un masaje tailandés con yoga incorpora desplazamientos de artes marciales, movimiento rítmico, tocar las líneas de energía con las palmas y los pulgares, estiramientos suaves y actividad respiratoria, lo cual crea una suave "danza" que fluye alrededor y por el cuerpo del receptor.

Además de estirar y tonificar los músculos, el masaje tailandés con yoga mejora la circulación, alivia la tensión muscular, ayuda a acelerar el metabolismo, refuerza el sistema inmunológico y equilibra la energía corporal, con lo cual induce un estado de tranquilidad mental. Esta práctica proporciona al receptor un masaje físico y energético.

Los orígenes del masaje tailandés tradicional se remontan a la India de hace 2 500 años y la propagación del budismo. El padre fundador del masaje tailandés, Jivaka Kumarbhaccha, fue un reconocido yogui y médico en la antigua tradición curativa ayurveda de la India. Su singular talento como médico y cirujano era tan conocido que solían convocarlo para atender a reyes y príncipes, entre ellos el Magadha King Bimbisara. Pero de todas las personas a quienes atendía Jivaka, la más notable era Buda. En la actualidad, no sólo se honra a Jivaka como fundador del masaje tailandés tradicional; también se le honra como fuente de las prácticas ayurvédicas dentro de Tailandia.

El masaje tailandés tradicional se desarrolló durante siglos dentro del ambiente de los templos budistas. El templo tailandés, el *wat*, también funciona como un centro para la atención de la salud de las personas comunes. La institución más famosa para el masaje tailandés tradicional es el Wat Pho en Bangkok, que en la actualidad todavía es el principal

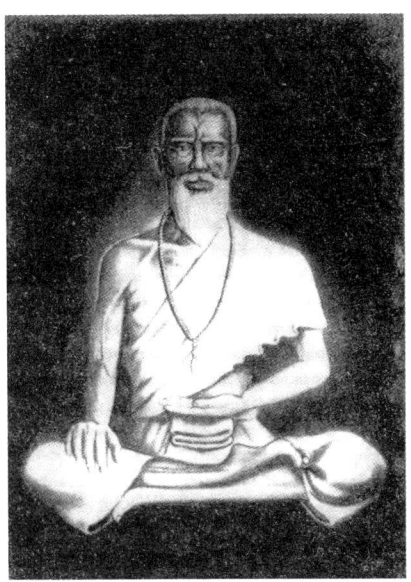

Jivaka Kumarbhaccha, fundador del masaje tailandés y el ayurveda en Tailandia.

centro de investigación y práctica para el arte del masaje tailandés. Además de ser el principal centro para la práctica del budismo en Tailandia, el templo Wat Pho aloja varias estatuillas talladas en piedra que ostentan de manera elocuente posturas del masaje tailandés. Los muros interiores del templo tienen epígrafes que representan el sen, la red de líneas de energía del cuerpo. Instaladas por el rey Rama III en 1832, estas esculturas e ilustraciones famosas dan forma visual a los fundamentos teóricos de la actividad curativa del masaje tailandés tradicional.

Al mismo tiempo que se considera una tradición culturalmente integrada en Tailandia, es difícil hablar de una forma normal en la práctica del masaje tailandés; diversos maestros han cultivado sus propios métodos diferentes de la práctica. Sin embargo, existen dos estilos generales dentro de Tailandia que se remontan a las enseñanzas de dos escuelas principales: la del Norte y la del Sur.

El Antiguo Hospital de Medicina, en Chang Mai, determina la práctica habitual de la escuela del Norte. Ahí, el día comienza con un cántico de alabanza a Jivaka, el fundador del masaje tailandés, para inspirar las actividades cotidianas. En el sur, el principal centro de enseñanza es el

Wat Pho, en Bangkok. La diferencia fundamental entre estos dos estilos es el modo en el que funciona cada técnica en las líneas de energía del cuerpo. Se puede decir que el estilo del Norte es una forma *yang*, porque tiene un enfoque ligeramente más activo. Enfatiza la técnica de opresión con las palmas y los pulgares, y esta última requiere que el practicante concentre su peso por sus brazos y aplique ese peso sobre el receptor de manera gradual, para tonificar sus líneas de energía. La escuela del Sur, con un método ligeramente más relajado, tiene una naturaleza más *yin*. Hace hincapié en la técnica del punteo, en la cual el practicante emplea sus dedos para rasguear o estimular los nervios que corren por las líneas de energía.

Debido a que ha aumentado la comunicación entre estas dos regiones, los estilos del Norte y del Sur cada día se integran más.

Esta forma dinámica de masaje terapéutico se originó en la India y se convirtió en un aspecto integrado del ambiente religioso dentro de Tailandia cuando el budismo se extendió hacia el sureste de Asia. Durante los diez años anteriores, cada vez más occidentales han viajado a Tailandia a estudiar el masaje y han regresado a Occidente para abrir escuelas y centros de capacitación. Como resultado, ahora se practica una fusión de muchos estilos novedosos en todo el mundo.

Después de crecer en Malasia dentro de la práctica de las artes curativas y de vivir en Tailandia durante seis años con mi maestro de masaje tailandés, Asokananda, ahora vivo en Montreal —no precisamente el lugar donde pensé establecerme— y enseño una forma de masaje tailandés con yoga que denomino *fortificación corporal del masaje tailandés con yoga de la Palma del loto*. La Federación de Masajistas de Quebec (FQM, Féderation Quebécoise des

Massothépeutes) y la Universidad de Terapeutas del Masaje de Ontario (CMTO, College of Masagge Therapists of Ontario) reconocieron hace poco este método de masaje. Basado en los conceptos del masaje tailandés tradicional, el método de la Palma del Loto incorpora principios ayurvédicos, la atención budista en el conocimiento del yo, la alineación y el estiramiento dinámicos del hatha yoga y la manipulación del sen (el sistema tailandés de las líneas de energía). La Palma del Loto se concentra en crear una danza fluida característica del tai chi, que beneficia tanto al practicante como al receptor.

Al explicar este método del masaje tailandés con yoga, me agrada utilizar la imagen del tango. Unidos en un baile elegante, el bailarín principal (el practicante) y su pareja (el receptor) efectúan una serie de posiciones de yoga. El practicante emplea sus manos, pies, brazos y piernas para llevar con suavidad al receptor a diversas posturas de yoga al mismo tiempo que permanece concentrado y equilibrado. Entre más conocimientos y fluidez aplique el practicante, más podrá relajarse el receptor y confiar en el bailarín principal. Conforme la danza se hace más bella y armoniosa, también se vuelve más curativa y provechosa para el receptor.

La fortificación corporal del masaje tailandés con yoga de la Palma del Loto hace énfasis en la búsqueda del yo, la transición, el equilibrio, la seguridad, y aplica la menor cantidad de esfuerzo para alcanzar los máximos resultados. Se concentra mucho en la seguridad y las transiciones rítmicas y fluidas de una posición a la siguiente. El loto es un símbolo del amor amable y la compasión, mientras que la "utilización de las palmas" es la técnica utilizada en el masaje tailandés con yoga. La Palma del Loto significa "contacto compasivo". Ese es el espíritu de esta obra.

Igual que ha ocurrido con otras prácticas orientales introducidas en Occidente, al adaptar este arte a una cultura nueva los cambios han sido inevitables. El método de la Palma del Loto enseña una forma del masaje tailandés diseñada específicamente para las personas del mundo occidental. En Occidente, las personas suelen estar más tiempo sentadas que en el Oriente, y también suelen ser más altas y pesadas. Tales variaciones culturales estimulan diferentes áreas de flexibilidad y de utilización excesiva del cuerpo. Debido a que los tailandeses pasan casi todo su tiempo laboral en los campos o en otras labores manuales, sus masajes se concentran 75% en la parte inferior del cuerpo y las piernas. En contraste, los occidentales trabajan más tiempo en escritorios y computadoras; como consecuencia, el método de la Palma del Loto dedica la misma atención a las partes superior e inferior del cuerpo.

En todo el libro utilizo el término masaje tailandés con yoga para describir este arte curativo y trasladar los principios originales del masaje tailandés hasta sus raíces. La primera parte ofrece al lector un resumen de los aspectos fundamentales del masaje tailandés con yoga. Se consideran las bases teóricas de este arte curativo, como las líneas de energía sen, los puntos de acupresión *marma* y el antiguo sistema curativo hindú del ayurveda. Esta sección también cubre los efectos terapéuticos y médicos, las posiciones importantes para el practicante, la relevancia de la meditación en la práctica y la noción espiritual de la *metta*. En la segunda parte, se guía al lector a través de la práctica del masaje en todo el cuerpo. Se ilustra en detalle cada postura del practicante, y se considera minuciosamente en términos de los beneficios generales que aporta al receptor. Disfrute su participación en esta danza dinámica y fundamental.

2. FUNDAMENTOS TEÓRICOS

Las líneas sen, las doshas y los principios médicos occidentales

Las raíces teóricas de casi todas las tradiciones de artes curativas orientales se derivan de la filosofía de que todas las formas de vida en el universo están animadas por una fuerza vital esencial. En la tradición yóguica de la India, esta energía se denomina *prana*, una fuerza simple y silenciosa presente en toda la creación. La prana se extrae de los alimentos que ingerimos, del agua que bebemos y del aire que respiramos. También circula hacia adentro y alrededor del cuerpo y forma una red de fuerza vital que resulta esencial para el sistema humano. Esta teoría de las líneas de energía es la base del masaje tailandés con yoga.

Según la filosofía en la que se basa el masaje tailandés con yoga, existen 72 000 líneas de energía que recorren nuestras *koshas*, que son extensiones del cuerpo físico y tienen cinco formas o cubiertas. La primera es el cuerpo físico, conocido como la kosha *annamaya*. La segunda, el cuerpo energético o kosha *pranamaya* es una capa de fuerza vital justo abajo de la piel. La kosha *manamaya*, la tercera capa, es el cuerpo mental, en donde experimentamos las ideas y las dudas. La cuarta es el cuerpo intelectual o kosha *vijnanamaya*, la cual proporciona la identidad propia y el sentido del yo. La quinta es la kosha *anandamaya*, el cuerpo maravilloso que nos permite comunicarnos con lo metafísico. La obstrucción del flujo de energía libre produce un suministro insuficiente de la prana. Esto conduce a desequilibrios mentales, físicos y espirituales dentro de los cuerpos de la kosha, lo cual se manifiesta en forma de enfermedades, incomodidades o problemas emocionales.

De las 72 000 líneas en la tradición de la India, diez son de importancia para el masaje tailandés. Éstas, conocidas como las *sen sip*, están conectadas a los puntos de presión (marmas); el masaje en ellas promueve el flujo libre de la prana. Al aplicar estiramientos y masajear esta red de líneas de energía, el masaje tailandés con yoga libera la tensión y vuelve más flexible todo el cuerpo. Al abrir el cuerpo de este modo, la energía fluye con más facilidad; este flujo de energía mejorado ayuda a aliviar condiciones problemáticas comunes como dolor en la parte inferior de la espalda, artritis, dolores de cabeza, dificultades digestivas, problemas menstruales y afecciones relacionadas con la tensión. El masaje tailandés con yoga también genera un estado de relajación profunda y promueve el acercamiento al yo y el bienestar del cliente y el practicante.

Las características distintivas del masaje tailandés con yoga como una terapia de fortificación corporal estriban en este método para estirar y abrir el cuerpo con suavidad.

Las líneas sen

Muchos de mis estudiantes que han estudiado shiatsu y acupuntura se rascan la cabeza confundidos al estudiar las líneas sen. Pero, como dice Confucio: "¡No se confundan!". Uno de los modos más fáciles de comprender el sistema sen tailandés es reconocer que se relaciona estrechamente con las líneas de meridianos chinas pero sigue una tradición médica diferente. Mientras que el sistema chino sigue la teoría de la medicina china tradicional (MCT), una teoría que relaciona las líneas de energía con órganos específicos, el sistema tailandés, basado en la filosofía ayurvédica, se relaciona con la práctica de equilibrar las *tridoshas*, los elementos principales o bloques de construcción de la vida, con el fin de alcanzar una salud óptima. Por lo tanto, se concentran en cosas diferentes.

En los muros del templo Wat Pho en Bangkok existen numerosas representaciones que ejemplifican las líneas sen del cuerpo y puntos específicos a lo largo de cada una. El rey Rama III encargó esta obra de arte en 1832, y en la actualidad permanece como la fuente fundamental del conocimiento del masaje tailandés histórico. En 1977, la Asociación de la Escuela Médica Tradicional en Tailandia publicó un libro en tailandés que presentaba los textos médicos del rey Rama III, gran parte de ellos basados en los dibujos del templo Wat Pho. En el texto, y en el templo, muchos de los diagramas muestran que las líneas están incompletas y que dirección no está bien definida. Mi maestro Asokananda y yo hemos pasado los años anteriores investigando las líneas de energía como un conocimiento transmitido por un linaje ininterrumpido de antiguos maestros del masaje tailandés. Con esta investigación hemos podido identificar las propiedades curativas fundamentales de las líneas sen y y seguimos ubicando sus trayectorias en el cuerpo.

Los diagramas siguientes presentan las diez líneas sen estudiadas en el masaje tailandés con yoga. Se presentan en color gris, con líneas de guiones y continuas. El texto en cursivas explica las indicaciones curativas principales de

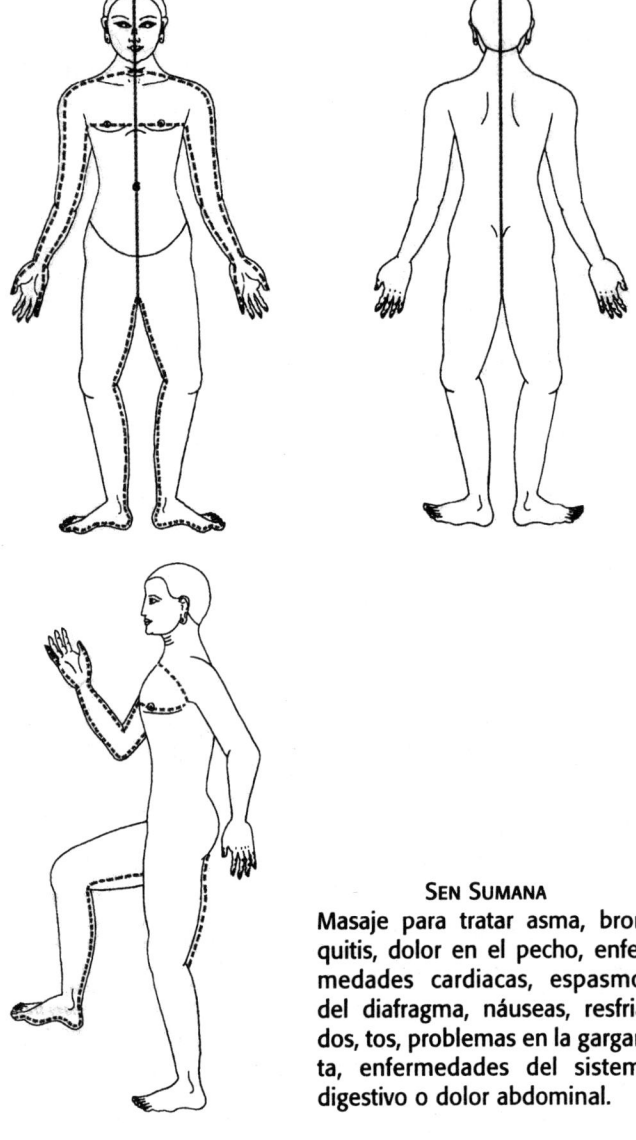

SEN SUMANA
Masaje para tratar asma, bronquitis, dolor en el pecho, enfermedades cardiacas, espasmos del diafragma, náuseas, resfriados, tos, problemas en la garganta, enfermedades del sistema digestivo o dolor abdominal.

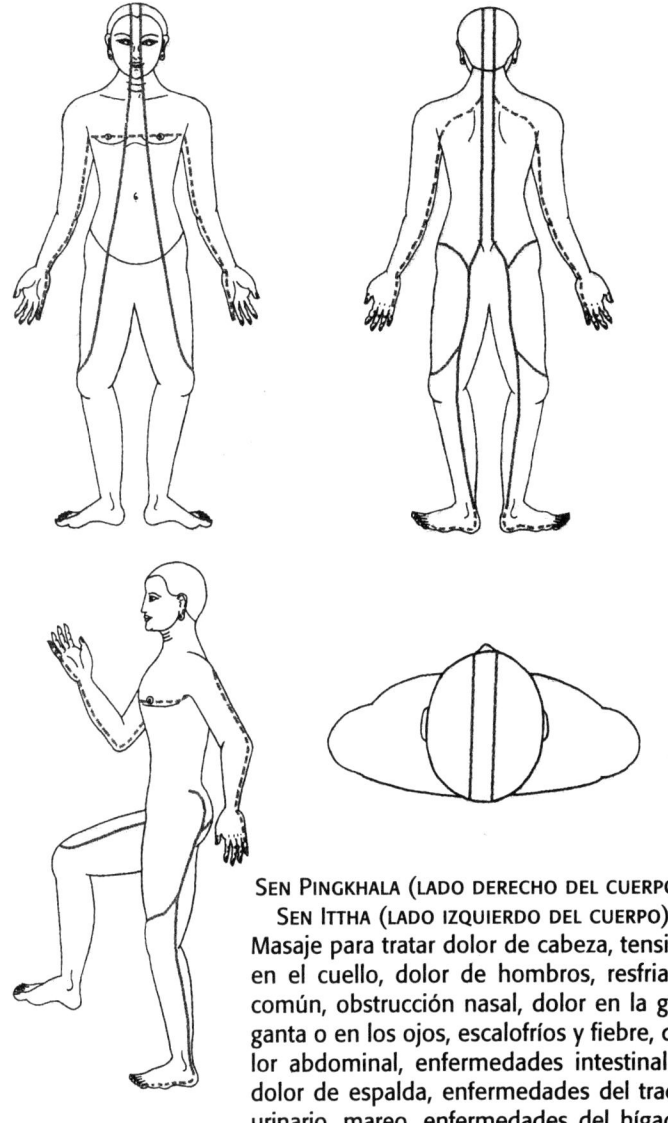

**Sen Pingkhala (lado derecho del cuerpo),
Sen Ittha (lado izquierdo del cuerpo)**
Masaje para tratar dolor de cabeza, tensión en el cuello, dolor de hombros, resfriado común, obstrucción nasal, dolor en la garganta o en los ojos, escalofríos y fiebre, dolor abdominal, enfermedades intestinales, dolor de espalda, enfermedades del tracto urinario, mareo, enfermedades del hígado, de la vesícula biliar y de todos los órganos internos.

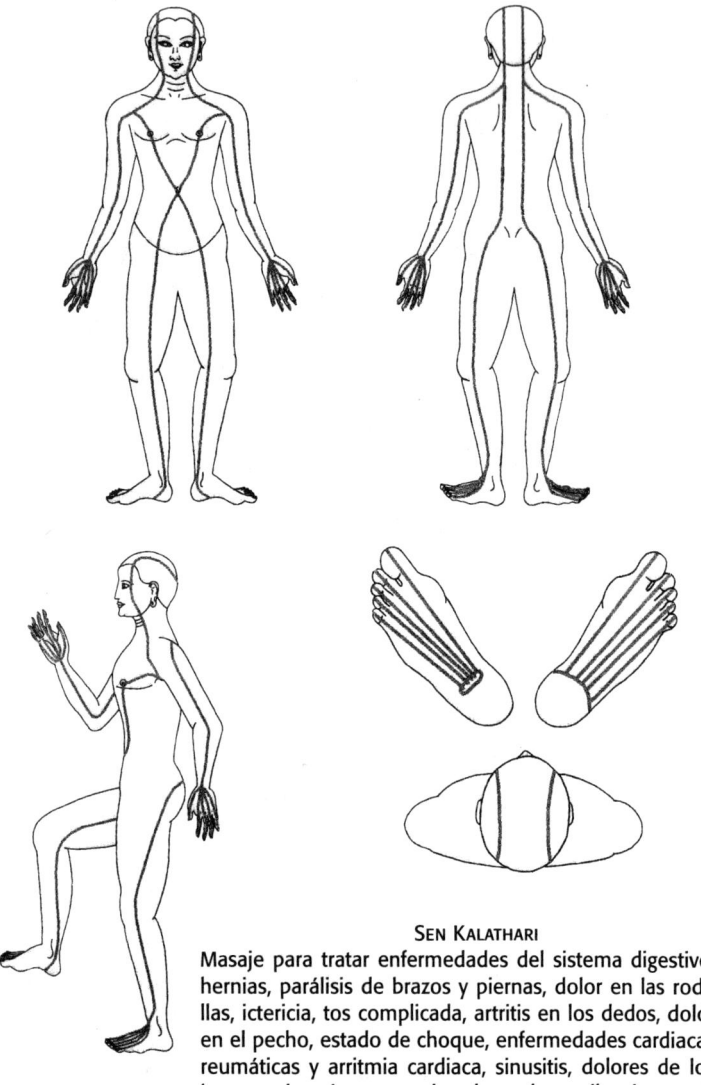

Sen Kalathari

Masaje para tratar enfermedades del sistema digestivo, hernias, parálisis de brazos y piernas, dolor en las rodillas, ictericia, tos complicada, artritis en los dedos, dolor en el pecho, estado de choque, enfermedades cardiacas reumáticas y arritmia cardiaca, sinusitis, dolores de los brazos y las piernas, angina de pecho, epilepsia, esquizofrenia, histeria, diversos padecimientos psicológicos y desórdenes mentales. Esta puede considerarse la línea emocional o psíquica.

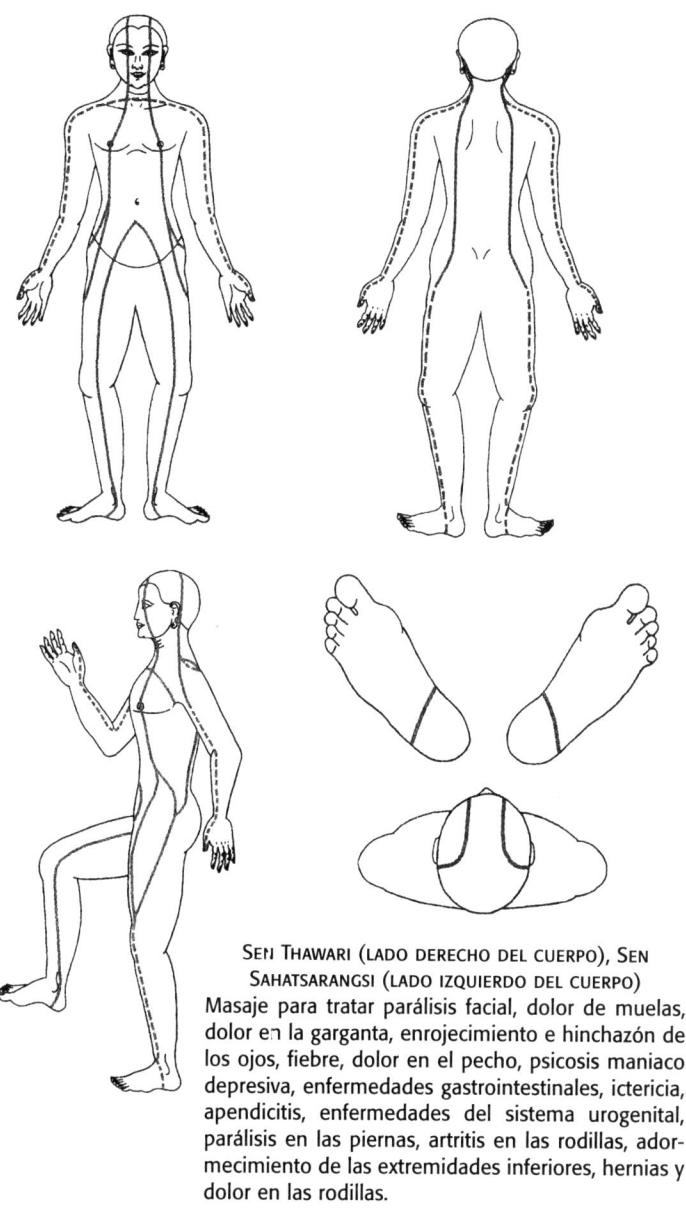

SEN THAWARI (LADO DERECHO DEL CUERPO), SEN SAHATSARANGSI (LADO IZQUIERDO DEL CUERPO)
Masaje para tratar parálisis facial, dolor de muelas, dolor en la garganta, enrojecimiento e hinchazón de los ojos, fiebre, dolor en el pecho, psicosis maniaco depresiva, enfermedades gastrointestinales, ictericia, apendicitis, enfermedades del sistema urogenital, parálisis en las piernas, artritis en las rodillas, adormecimiento de las extremidades inferiores, hernias y dolor en las rodillas.

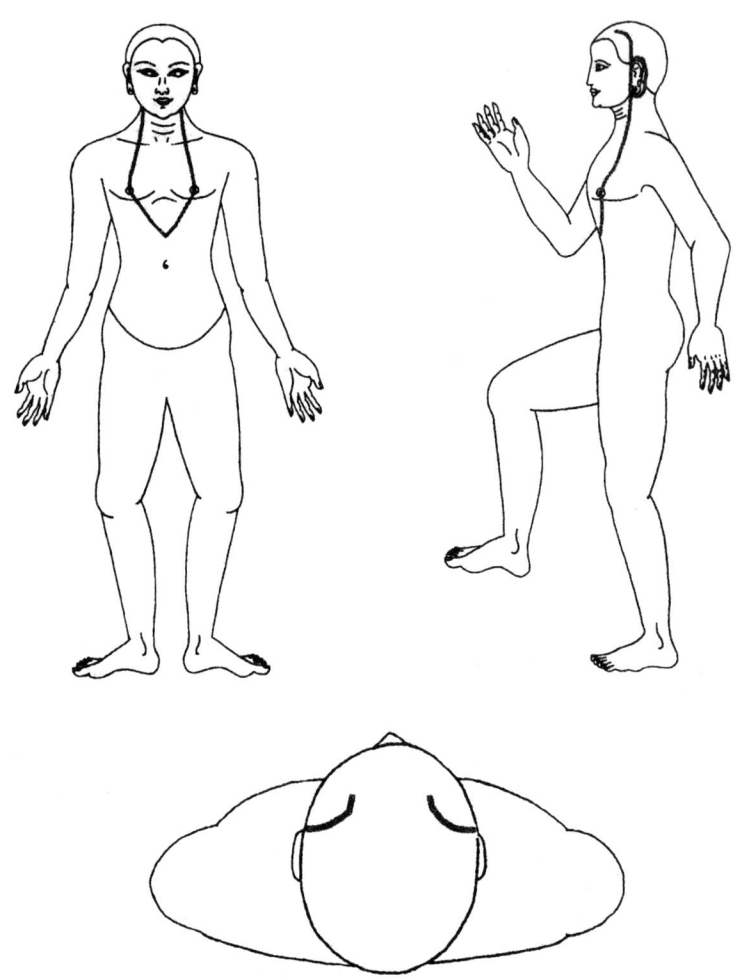

**Sen Ulangka (lado derecho del cuerpo),
Sen Lawusang (lado izquierdo del cuerpo)**
Masaje para tratar sordera, enfermedades de los oídos, infecciones en el oído medio, tos, parálisis facial, dolor de muelas, dolor en la garganta o en el pecho y enfermedades gastrointestinales.

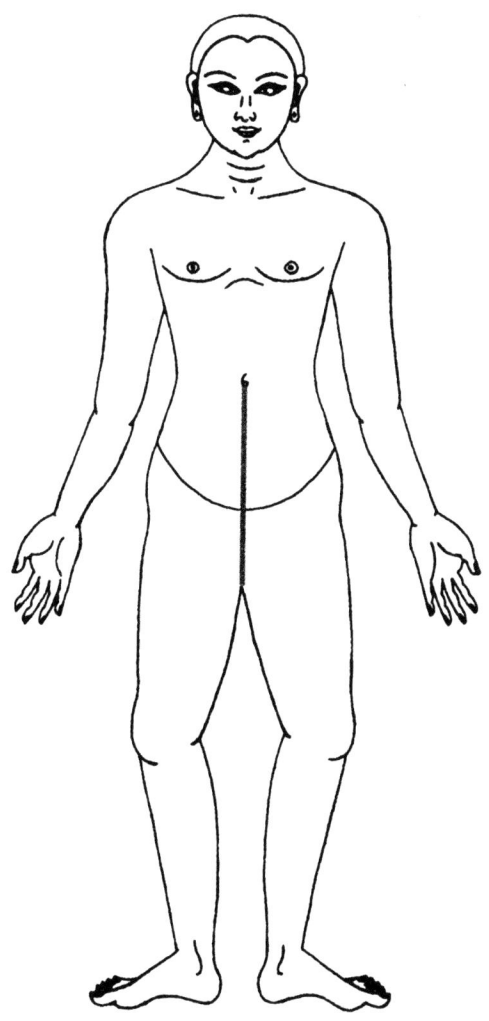

Sen Nanthakrawat, Sen Khitchanna

La sen Nanthakrawat y la sen Khitchanna se suelen fortificar al ofrecer un masaje abdominal. Se recomienda para hernias, micción frecuente, infertilidad femenina, impotencia, menstruación irregular, sangrado del útero, retención de orina, diarrea y dolor abdominal.

cada sen. Las líneas sen y el flujo de la prana a través de ellas sólo pueden detectarse mediante una intuición experta; no es posible encontrar las líneas sen al analizar minuciosamente el cuerpo. Los practicantes inexpertos suelen tener dificultades en percibirlas. La meditación ayuda a desarrollar la capacidad de sentirlas al elevar la conciencia de las sutiles energías propias. Cuando la mente está tranquila y concentrada en el momento actual, las sensaciones de energía en todo el cuerpo se vuelven más evidentes. Los lineamientos anatómicos de las sen en los diagramas de esta sección y de la segunda parte también funcionan como buenos puntos iniciales para un estudio adicional.

Si bien no se fortifican específicamente las sen en cada movimiento del masaje tailandés con yoga, se estimulan cada vez que el practicante presiona los pies, las piernas, el abdomen, el pecho, los brazos y las manos, la espalda y el rostro con sus propias palmas o pulgares. Las posturas apoyadas de yoga del masaje tailandés suelen estimular varias sen al mismo tiempo. Estos movimientos de estiramiento complementan el trabajo con las palmas y los pulgares, y ofrecer una estrategia de fortificación corporal completa.

Marmas (puntos de presión)

Otro elemento importante en el masaje ayurvédico es el sistema de puntos de presión de los marmas. La terapia de puntos de presión es un antiguo arte curativo practicado en muchas culturas asiáticas. Por la trayectoria de un sen, donde fluye la prana, hay puntos concentrados, centros de energía como remolinos que pueden conservar la energía o proyectarla hacia fuera. En la tradición de la India, estos centros de energía se denominan marmas. Cuando nos enfermamos es porque ocurren bloqueos o desequilibrios de energía en estos marmas. El equilibrio y el flujo libre de la prana se restablecen al aplicar presión en estos puntos, lo cual ayuda a aliviar padecimientos comunes, liberar el dolor y promueve un intenso flujo energético por el cuerpo.

En total existen 108 marmas, trece de los cuales son de importancia fundamental en el masaje tailandés con yoga. Siete están situados a lo largo de la sen Sumana; estos siete centros de marma se conocen como los siete chakras principales. Los otros seis —gulpha, zusanli, kshipra, kurpara, amsa y vidhura— se utilizan en una sesión completa de fortificación corporal para la conservación en general y para neutralizar la energía a lo largo de las líneas sen. Cada uno tiene sus propias funciones específicas. El marma gulpha, en los pies, alivia la rigidez en las articulaciones del tobillo. El marma zusanli, bajo las rodillas, alivia el can-

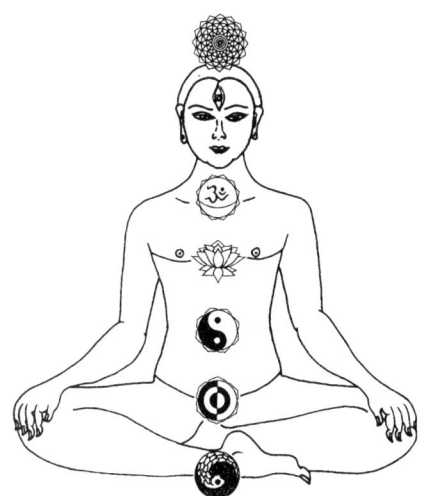

Siete puntos del marma relacionados con los siete chakras

sancio de las piernas. El marma kshipra, en la membrana del pulgar, alivia el cansancio en las manos y los brazos. El marma kuprara, en el interior de los codos, alivia la rigidez en las articulaciones de los codos. El marma amsa, en el trapecio, alivia la rigidez y el dolor en el hombro y en el cuello. Y el marma vidhura, en la base del cráneo, alivia los dolores de cabeza.

El masaje tailandés con yoga fortifica los marmas como parte del circuito de líneas de energía sen. El practicante masajea estos puntos de presión con los pulgares, codos, pies, rodillas y otras partes del cuerpo.

La base terapéutica del masaje tailandés con yoga tiene profundas raíces en la tradición curativa ayurveda de la India. La palabra *ayurveda* se deriva del dos términos en sánscrito: *ayur*, que significa "vida"; y *veda*, que significa "conocimiento". Al integrarse, estas palabras describen un concepto de vida armoniosa; como un cuerpo de conocimientos, el ayurveda funciona como una guía para el mantenimiento de la vida. El método ayurvédico de curación todavía se practica en la India y en Sri Lanka y ahora recibe más reconocimiento en Occidente por su capacidad para tratar el cuerpo en su conjunto. El masaje tailandés se desarrolló como una práctica de yoga con ayuda. El ritmo y la intensidad con la que se ejecuta una pose es conducida por los principios ayurvédicos de la complexión de una persona: lenta y suave para la vata, poco vigorosa y relajante para la pitta, energética y fuerte para la khapa. Dentro de Tailandia, el vínculo del ayurveda con el masaje tailandés no se ha perdido en absoluto, y uno de los propósitos del método de la Palma del Loto es enlazar la práctica del masaje tailandés con yoga con sus antiguas raíces ayurvédicas. Esto no significa que pretendamos funcionar como médicos ayurvédicos, sino más bien que en nuestro trabajo integramos algunos principios ayurvédicos. Esto se equipara al masaje shiatsu, en donde los practicantes emplean los principios de la medicina tradicional china, pero no son médicos tradicionales chinos.

Los conceptos del ayurveda presentados aquí pueden parecer complejos, pero se aclararán conforme los aprenda y los practique.

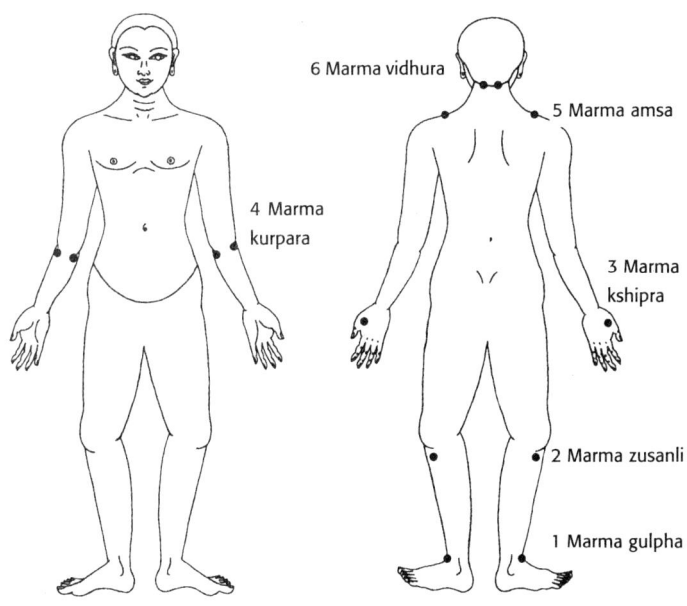

Los seis puntos especiales de marmas utilizados en una sesión de masaje tailandés con yoga.

Los cinco elementos y las tridoshas

En la filosofía ayurvédica se cree que el universo está compuesto por cinco elementos, que en su conjunto se conocen como los *panchamahabhutas*. Estos elementos son el éter, el aire, el fuego, el agua y la tierra, y cada uno está contenido en todos los demás. Veamos las características del agua al estudiar el fenómeno de los cinco elementos.

La nieve en el piso es una materialización del agua dentro del principio del elemento tierra. Cuando el elemento fuego del sol brilla en la nieve, ésta se derrite y forma la característica del agua. Conforme aumenta el calor, esta agua se evapora y se convierte en éter, el cual después forma nubes, con lo que expresa el principio del aire. A continuación estas nubes se condensan en partículas de agua y forman la lluvia, con lo cual el principio regresa al elemento agua. De este modo, se representan los cinco elementos de tierra, fuego, agua, éter y aire dentro de las sustancias del agua.

Según la teoría ayurvédica, estos cinco elementos existen en toda la materia del universo, incluyendo nuestros propios cuerpos. Los cinco elementos se manifiestan en el cuerpo humano en la forma de los tres principios ayurvédicos conocidos como las *tridoshas*. Los elementos de aire y éter se combinan para formar la *dosha vata*, o el principio del aire. La vata funciona dentro del cuerpo para producir el movimiento que se relaciona con el sistema nervioso y la energía corporal. La dosha vata se asocia con la actividad, el nerviosismo, la agilidad y el movimiento energizante. La combinación de los elementos de fuego y agua dentro del cuerpo forma la *dosha pitta*, la cual es el principio del fuego que se relaciona con el metabolismo y la digestión. La dosha pitta se asocia con la pasión, la calidez, la circulación, la asertividad y la aptitud. Los elementos de

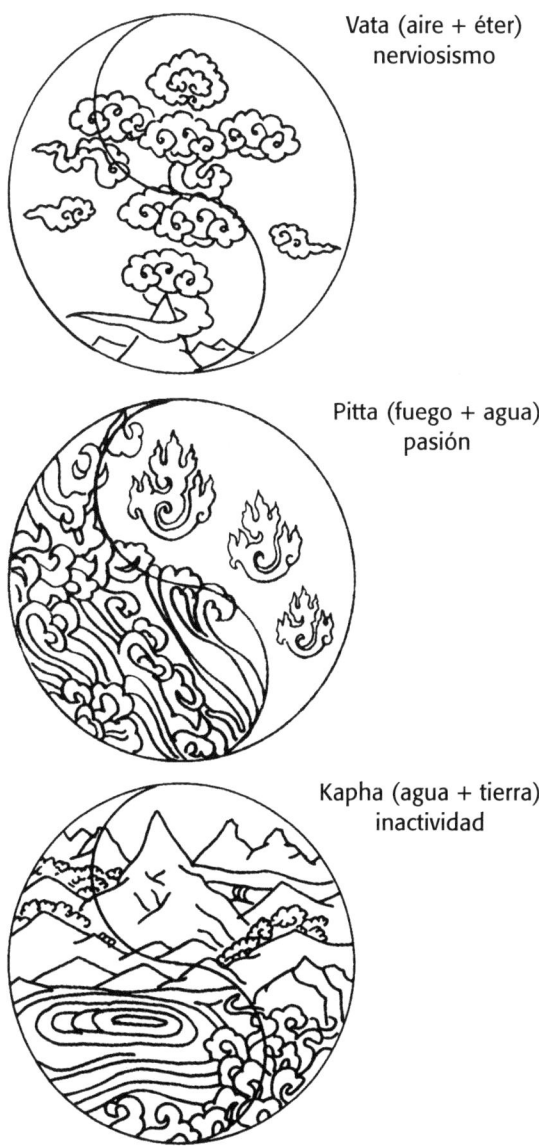

Las doshas ayurvédicas

tierra y agua forman la *dosha kapha*, el principio del agua. Esta dosha se relaciona con la característica del agua encontrada en la linfa, la flema y la humedad. La dosha kapha se asocia con el apego a la tierra, la estabilidad, la calma, la fuerza y la consistencia.

La medicina ayurvédica pretende alcanzar la salud óptima al equilibrar las doshas vata, pitta y kapha mediante una dieta adecuada, ejercicios, limpieza, meditación y salud espiritual y emocional. Este método se puede comparar con entregar su automóvil a un mecánico para afinación de vez en cuando. Igual que tiene que revisar los frenos y cambiar el aceite, usted también debe afinar las actividades del cuerpo con regularidad para mantener en buenas condiciones el funcionamiento general. Este impulso es el que lleva a muchas personas hacia un practicante de la fortificación corporal. Para tener una vida saludable y armoniosa es importante identificar las fuentes del desequilibrio en el cuerpo y los métodos para recuperarlo, pues el estado de salud ideal es el equilibrio óptimo en las tres doshas. Un practicante de la fortificación corporal comienza este estudio al comprender su propia formación ayurvédica y después incorporar en las sesiones de fortificación corporal los conocimientos del sistema ayurvédico obtenidos mediante el estudio de sí mismo.

Según la filosofía ayurvédica, la constitución natural de cada persona posee una o más de las tridoshas. La cantidad de combinaciones posibles es innumerable, pero algunas características generales son únicas en cada dosha.

Características vata

Las personas vata suelen ser de complexión pequeña, con

venas y huesos prominentes. Su color de piel es morena y pueden ser singularmente altas o bajas. Tienden a tener cuerpos delicados, ojos hundidos y cabello grueso. Se resfrían con facilidad y tienen la piel seca, áspera y partida. Les agradan los alimentos salados, dulces, y amargos, al igual que las bebidas calientes. Duermen poco y su mente es inquieta. Estas personas son sensibles, alertas, activas, y anhelan el sexo. Se cansan con facilidad y evitan las confrontaciones. Ganan dinero con facilidad, pero lo gastan todavía con más rapidez. Casi todas las enfermedades en nuestra sociedad se relacionan con un desequilibrio en las personas vata, provocado por la tensión y el nerviosismo.

Características pitta

Las personas con naturaleza pitta suelen tener talla mediana, cuerpos regulares y buenos músculos. Su piel es rojiza con pecas y húmeda, menos arrugas que las personas vata. Tienen cabello delgado, les salen canas en forma prematura y sus cuerpos son calientes y sudorosos. Su apetito es intenso y no pueden saltarse una comida. Estas personas, a quienes les importan los detalles, son realizadoras. Son apasionadas; también tienen poca paciencia y se enojan con facilidad. Las personas pitta son líderes en sus campos y tienden a acumular riquezas y éxito material.

Características kapha

Las personas kapha suelen ser pesadas y tener cuerpos robustos. Su pecho y sus hombros son amplios con músculos bien definidos. La piel de los kapha es clara y pálida. Su digestión es lenta y duermen profundamente durante muchas horas. Son personas felices y saludables, con bastante vigor. Tienen personalidades estables y pacientes; tardan en enojarse. No es fácil provocarlas, pero una vez enfurecidas, es difícil tranquilizarlas (no es agradable estar cerca de una persona kapha cuando está enojada). Tienden a ganar mucho dinero y son buenas para conservar su riqueza.

El ayurveda en el masaje tailandés con yoga

El método Palma de Loto vuelve a conectar las posturas del masaje tailandés con yoga con los principios ayurvédicos de las tridoshas de la India. Cada vez que una persona adulta adopta una postura de yoga, se activa una o todas sus doshas; al aplicar los principios ayurvédicos en nuestro trabajo podemos equilibrar la energía del receptor y utilizar este valioso conocimiento. Con el fin de lograr esto, el practicante primero aplica un cuestionario para identificar la composición de doshas de su paciente (consulte el cuestionario ayurvédico en la página 211). Después, los practicantes experimentados del masaje tailandés con yoga eligen las posturas que van a utilizar durante la sesión y que fortalecerán las doshas más débiles del receptor. Con el tiempo, este proceso se vuelve intuitivo. El practicante también modula el ritmo y la intensidad con la que realiza los movimientos, elementos de la sesión tan importantes incluso como las posturas mismas.

Las sesiones de fortificación corporal realizadas con lentitud, suavidad y regularidad reducen la vata; las aplicadas con tranquilidad, relajación y energía de enfriamiento nivelan la pitta; las efectuadas con calor, movimientos rápidos y esfuerzo disminuyen la kapha.

Posturas del masaje tailandés con yoga para los tipos vata

Método para practicarlas: lento, meditativo, suave, asentado y equilibrado. Son posturas que desarrollan fuerza, uniformidad y estabilidad.

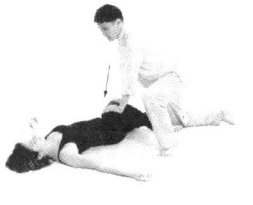 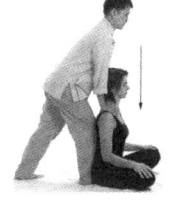 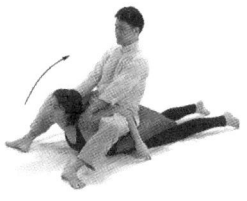

Torsión del ángel   Palmas en los hombros   Cobra con almohada

Posturas del masaje tailandés con yoga para los tipos pitta

Método para practicarlas: tranquilizante, relajante, disperso y rendido. Son posturas no vigorosas, crean un efecto calmante y alivian la tensión de la parte media del abdomen, el intestino delgado y el hígado.

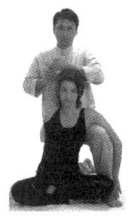 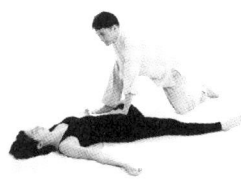 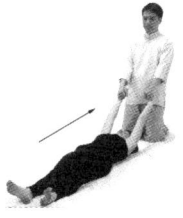

Cara de la vaca   El árbol   Estiramiento largo

POSTURAS DEL MASAJE TAILANDÉS CON YOGA PARA LOS TIPOS KAPHA

Método para practicarlas: intenso, enérgico, aeróbico, estimulante, y vigorizante. Son posturas que calientan el cuerpo, promueven la circulación de la sangre y aumentan la capacidad cardiaca.

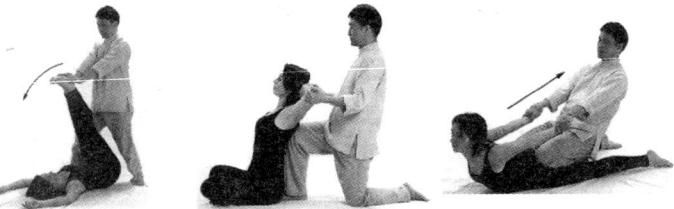

Medio arado   Estiramiento pectoral doble   Cobra clásica

Para obtener resultados óptimos, un practicante debe iniciar toda la sesión de masaje tailandés con yoga después de comprender la naturaleza de la complexión del receptor. Las tridoshas pretenden ser una guía general y deben considerarse entre otros factores, como la seguridad y las preferencias personales del receptor. Nunca debe obligarse a una persona a que adopte una postura con la que se sienta incómoda, no obstante que sea buena para su complexión. Primero deben conocerse las necesidades y solicitudes específicas e inmediatas del receptor; después de eso, la composición ayurvédica particular de la persona debe guiar la sesión.

Cada postura de la segunda parte está acompañada por información sobre las doshas que son activadas por esa postura. El Saludo del Sol, una conocida serie de asanas de yoga, aporta un buen equilibrio general de las tres composiciones, siempre y cuando durante la práctica se aplique el método de dosha adecuado.

Bases médicas occidentales

En la actualidad, cada vez más personas parecen buscar una píldora mágica para curar las enfermedades, mantener la buena salud y alcanzar la estabilidad emocional. Tal como le dirán casi todos los médicos, el ejercicio y la higiene adecuada son elementos importantes de un régimen de salud normal. Yo también creo que la "magia" de mantener la buena salud estriba en el movimiento. Los sistemas del cuerpo se paralizan cuando no se impulsan, estiran y ejercitan. Igual que con un estanque, los diferentes fluidos y sistemas estructurales que lo forman se rancian y pierden fuerza cuando están sin movimiento.

Si bien las terapias orientales ofrecen métodos inapreciables de curar, en nuestra práctica no debemos pasar por alto los logros de la medicina occidental. Mi esposa, médica que trabaja en una unidad de emergencias, me lo recuerda a menudo. Tal vez el mejor método sea combinar las ventajas de ambos mundos para crear una perspectiva integrada. Al comprender las funciones fisiológicas y anatómicas del cuerpo, se entienden mejor los beneficios y los efectos del masaje tailandés con yoga.

Por eso quisiera resumir algunos de los sistemas corporales susceptibles de obtener mayor beneficio con el masaje tailandés con yoga.

El sistema óseo

El sistema óseo es una red de huesos que forman la estructura principal del cuerpo. Tiene tres funciones principales:

TABLA DE LA COMPLEXIÓN AYURVÉDICA

	VATTA (ACTIVA)	PITTA (APASIONADA)	KAPHA (CONFIABLE)
Peso corporal	bajo	moderado	pesado
Cuerpo	delgado	moderado	robusto
Mejor esquema de vida	lento concentrado amoroso disciplina suave mediante estímulos	tranquilo paciencia tolerancia moderación retos/mando	enérgico motivado dedicación/atender
Dieta recomendada	cocinada: cantidades moderadas de fácil digestión dulce/salado/amargo/aceite, (saludable) con pocas especies	equilibrada puede comer todo con moderación	baja en grasas ligera y en pequeñas cantidades, alimentos con especies amargos/picantes/astringentes
Evitar	comida cruda, pesada, todos los excesos	especies, café, alcohol	grasas a diario, los alimentos ricos, trigo, y avena
Ejercicio recomendado	mucho	regular (no calentar en exceso)	vigoroso (a diario)
Impulso sexual	moderado	regular	máximo
Necesidades de sueño	moderado	regular	mínimas

Trabajo recomendado	artístico, intelectual, de baja tensión	líderes, ventas, maestros	vigilantes, agricultura, educación
Atención de la salud	suave y lenta, dosis bajas	frescura, dosis medias	dosis altas, respuestas lentas
Mejores técnicas de limpieza	enema o hierbas / colon	laxantes/intestino delgado, hígado	abstinencia en el área de la cabeza /mucosas
Relación	siempre mantenerse abrigada	evitar el calor excesivo, alejarse del sol	necesita calor, puede recibir saunas
Mejores relaciones	estimulantes	de igual a igual/desafiantes	vigilar
Mejor estilo de masaje	suave	regular	fuerte, profundo
Vicios por evitar	drogas, azúcar, cigarrillos, los excesos	alcohol, ambición	flojera, sueño excesivo, comer en exceso, avaricia/acaparamiento
Posturas de yoga recomendadas	posturas sentado y equilibradas lentas y asentadas, flexiones hacia adelante	poses suaves con presión en el abdomen (Pavo real, Cadáver)	asanas vigorosas y fluidas para estimular el metabolismo (Saludo del sol, Palmas en los hombros)

1. Le da forma al cuerpo.
2. Protege nuestros órganos vitales, como el cerebro, el corazón y los pulmones.
3. Junto con los músculos, facilita el movimiento.

El ser humano es el único animal que camina erecto. Mantenerse erguido pone mucha presión en la columna vertebral, al igual que en las estructuras no óseas que la sostienen (los tendones, los ligamentos y los músculos).

La columna vertebral está diseñada para efectuar seis movimientos distintos: flexión y extensión, flexión lateral izquierda y derecha, y rotación a la izquierda y a la derecha. Una sesión de masaje tailandés con yoga incorpora estos seis movimientos para mejorar y conservar la salud y la movilidad de la columna vertebral. Por medio de estiramientos en varias posturas, el masaje tailandés con yoga alivia la tensión excesiva en el sistema óseo, incluyendo la columna vertebral. El estiramiento aumenta el espacio entre las vértebras, permite que los fluidos linfáticos, sinoviales y cerebroespinales circulen activamente y "engrasen" de manera eficaz las articulaciones y mejoren su movilidad. El masaje tailandés con yoga puede corregir los problemas óseos e incluso invertir el proceso de enfermedades degenerativas de la columna vertebral como la cifosis, la escoliosis y la lordosis.

Al ejercitar el sistema óseo usted busca no aplicar una presión directa en los huesos. Cada hueso está cubierto por una capa de nervios, por lo que puede doler si aplica demasiada presión. Asimismo, es importante respetar el rango de movimiento natural y el flujo de la dirección de las articulaciones. Ir más allá del rango de movimiento de una articulación puede provocar una dislocación.

El sistema circulatorio

El sistema circulatorio es la red de arterias, venas y vasos capilares conectados en un ciclo continuo, que transportan sangre, oxígeno y nutrientes por todo el cuerpo. El corazón funciona como una bomba que mantiene en movimiento este sistema de transporte. La técnica de contacto por compresión con las palmas de la mano o el pulgar utilizada en el masaje tailandés con yoga actúa como una bomba auxiliar para el corazón y aumenta la velocidad del flujo sanguíneo sin provocar tensión al corazón. De igual modo, presionar y jalar las extremidades en el masaje tailandés con yoga estimula indirectamente las rutas de circulación locales. Las posturas que elevan las piernas más arriba de la cabeza, como el medio arado, la rodilla en la frente y la pose antigravitacional, también estimulan el flujo de la sangre de regreso al corazón. Entre más pronto regresa la sangre al corazón, más pronto comienza su viaje para distribuir oxígeno y nutrientes a las células del cuerpo y retirar los materiales de desecho por los sistemas venoso y linfático.

La sen kalathari, la importante línea de energía que cubre todo el cuerpo, corre en forma paralela con las principales arterias del cuerpo. Oprimir la línea sen con las palmas de la mano y los pulgares estimula el flujo de la sangre en estos vasos.

El sistema muscular

Los músculos son tejidos de proteínas formados por células o fibras musculosas. Estos manojos de fibras se forman en capas que encierran y unen los diferentes huesos al cuerpo. Los músculos y los huesos funcionan juntos como un equipo. El cuerpo tiene más de 600 músculos que representan cuando menos 40 por ciento del peso de una persona. La actividad muscular produce calor, ácido láctico, agua y dióxido de carbono. Estos productos de desecho se retiran durante el proceso de circulación sanguínea sana.

El trabajo de los músculos hace posible cada movimiento que usted realiza. Cuando usted come, canta, corre, baila, camina, o practica yoga, son los músculos los que permiten esa acción. Hay dos tipos de músculos dentro del cuerpo: lisos y esqueléticos. Los músculos lisos funcionan en forma automática e involuntaria, entre ellos están el estómago, la vejiga, el útero y las arterias. Los músculos esqueléticos funcionan en forma voluntaria y suelen estar pegados a los huesos; algunos de ellos son el cuadríceps, el psoas, el bíceps y el tibial anterior. Los músculos esqueléticos también se activan de manera involuntaria mediante un "reflejo" trasmitido por la médula espinal, como el reflejo del tendón profundo de la rodilla que provoca que la pierna de una persona se estire cuando le golpean la rodilla.

El cerebro, el principal centro energético para la actividad de los músculos, envía mensajes al cuerpo a través de la médula espinal. El sistema nervioso del cuerpo comunica a los músculos cualquier señal de relajarse o contraerse. Los músculos responden a las señales en una forma yin y yang: un músculo en acción (un agonista) se equilibra mediante el funcionamiento de un músculo que se estira en la dirección opuesta (el antagonista). Por ejemplo, cuando usted contrae el bíceps (agonista), al mismo tiempo extiende su tríceps (antagonista). Esta relación de interdependencia —de contraer y extender al mismo tiempo— se encuentra en todos los músculos.

En una sesión de masaje tailandés con yoga, la información muscular indica al practicante las posturas que debe utilizar con precaución en la sesión. Por ejemplo, el cuadríceps y el tendón de la corva tienen una relación agonista/antagonista en muchos movimientos, de modo que un cuadríceps con un tirón puede agravarse con una postura como la serpiente que se arrastra (consulte la página 146), aunque la intención de la postura sea estirar el tendón de la corva. En este caso, el practicante debe emplear una técnica suave con las palmas para liberar la tensión en el cuadríceps.

El estiramiento y la frotación en una sesión de masaje tailandés con yoga activan la circulación de la sangre. La movilización de este importante fluido corporal aumenta la relajación muscular y la elasticidad y reduce los efectos de las adhesiones. El masaje tailandés con yoga también estimula los cambios vasculares; la movilización de los músculos comprime los vasos, lo cual afecta el paso de la sangre y de la linfa de y hacia el corazón y aumenta el flujo vascular. Estimular la circulación de la sangre y de la linfa ayuda a eliminar toxinas, lo cual reduce el riesgo de trombosis, edema y que se formen coágulos en los vasos.

El sistema nervioso

El sistema nervioso incluye el cerebro, la médula espinal —el sistema nervioso central— y miles de fibras nerviosas mielinadas y no mielinadas sostenidas juntas por vainas de tejido conjuntivo. Los estímulos sensoriales y los impulsos motores pasan por el cerebro u otras partes del sistema nervioso central hacia los músculos, las glándulas y otras partes del cuerpo. El cerebro es el almacén y el centro de dirección para todas las acciones y las funciones del cuerpo;

la médula espinal es una extensión del cerebro: envía impulsos y recibe información sensorial de los nervios periféricos.

El sistema nervioso se divide en dos categorías: el sistema nervioso autónomo, que regula las acciones involuntarias, como los latidos del corazón, la respiración y la digestión, mientras que el sistema nervioso somático guía las sensaciones y el movimiento. El sistema nervioso autónomo se divide en sistema nervioso simpático y parasimpático. Los nervios simpáticos preparan el cuerpo para la acción; los nervios parasimpáticos tranquilizan el cuerpo. Los nervios parasimpáticos se consideran los agentes de "el descanso y la digestión". El masaje tailandés con yoga estimula el sistema nervioso parasimpático, con lo que reduce el pulso y la respiración, y relaja el cuerpo.

Como parte del sistema nervioso central, el cerebro vigila el funcionamiento de todo el cuerpo y registra los beneficios de liberar la tensión. En el espíritu de la metta (bondad amorosa) y la atención del espacio sagrado que se genera en una sesión terapéutica, el masaje tailandés con yoga crea un ambiente seguro, tranquilo y curativo que nutre el cuerpo y estimula la serenidad del cuerpo y la mente.

3. LA MEDITACIÓN POR MEDIO DE LA DANZA DEL MASAJE TAILANDÉS CON YOGA

Muchos elementos que parecen secundarios para proporcionar un buen masaje son de gran importancia al aplicar un masaje tailandés con yoga eficaz. Un buen practicante conoce a la perfección las posturas y las técnicas de palpitación del masaje tailandés con yoga y se mueve en una transición ininterrumpida de una postura a la siguiente. Esta danza de transiciones suaves y movimiento dinámico no surge en una sesión de aprendizaje, sino que usted, con la práctica, desarrollará su estilo y su comodidad.

En esta etapa de sus estudios del masaje tailandés con yoga es bueno recordar que casi todas las aptitudes del movimiento vienen con una atención tranquila. La ansiedad por atrapar el conocimiento puede provocar una utilización rígida del cuerpo. Manténgase abierto y relajado, y aprenda con amor hacia usted mismo. Una de las prácticas más importantes al aprender el masaje tailandés con yoga —la práctica de la meditación— le ayudará a avanzar y facilitará los estudios en este capítulo.

La meditación en el masaje tailandés con yoga

La función de la meditación en el masaje tailandés con yoga es ayudar al practicante a pulir el arte de escuchar, y con ello conectarse de manera eficaz con el receptor y sus necesidades. Cuando existe atención en el masaje y una conciencia espiritual, se produce un espacio curativo sagrado. En esta sección consideraremos algunos métodos que ayudarán al practicante a alcanzar esta atención. El masaje tailandés se aplicaba originalmente en los templos budistas. El masajista consideraba su trabajo como una extensión de su práctica espiritual y aplicaba la energía de la bondad amorosa al receptor. La actividad del masajista era una aplicación física de la metta. En la actualidad, en Tailandia muchos maestros del masaje son grandes guías espirituales. Los masajistas accionan con plena conciencia, atención y concentración e incluyen la meditación como parte de su rutina diaria.

Tal vez el elemento más importante en la práctica del masaje tailandés con yoga sea la metta, el amor y la compasión incondicionales. La noción de la metta no se limita al budismo; es un principio universal que se puede aplicar dentro de la tradición o creencias propias. Mi meta como maestro del masaje tailandés con yoga no es tener la escuela más famosa, sino extender el dharma, el deber, el amor y la compasión incondicionales. Siempre habrá alguien que practique un modo diferente de masaje tailandés o alguien que sea más famoso que usted. La satisfacción verdadera en su práctica proviene de su interior.

Sin alguna forma de conciencia espiritual, el masaje tailandés con yoga se volvería superficial y perdería gran parte de su poder curativo. En mi práctica diaria y mi enseñanza del masaje tailandés con yoga, mis estudiantes y yo iniciamos el día con el Om Mani Padme Hum, un cántico que desea felicidad a todos los seres.

Las sílabas del cántico tienen significados especiales. *Om* se refiere a la vibración de sonido que vive dentro de toda la existencia. *Mani* se traduce como "la joya"; por extensión significa utilizar el filo de la joya para cortar la ignorancia con la sabiduría. La palabra *padme* significa "el loto", símbolo de la belleza, la pureza, y la compasión que surge y florece en un estanque. *Hum* es "el corazón abierto", que infunde en todo compasión y amor. El cántico es una oración: "Que la joya del loto esparza esta luz de amor y compasión para unir todas las existencias en una sola". Este cántico nos enseña que cuando ofrecemos compasión a los demás en realidad la recibimos nosotros mismos.

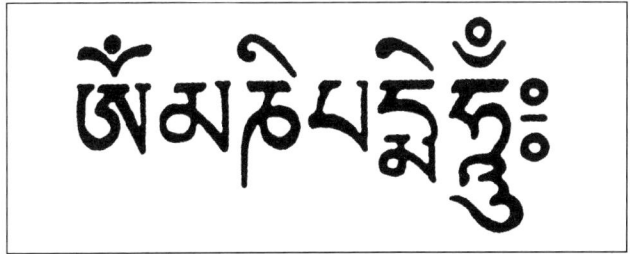

El mantra tibetano Om Mani Padme Hum

Me convencí del poder de este cántico al viajar en autobús desde la base de las Montañas Himalayas a la ciudad de Leh, en el norte de la India. El sucio camino sube y baja por las montañas, por lo que se vuelve un traicionero viaje que puede tardar de tres días a una semana. Cada vez que el conductor tomaba una curva cerrada, los pasajeros cantaban al unísono "Om mani padme hum".

Al llegar a Leh, descubrí que este cántico mágico estaba en los labios de muchas personas que encontré, ya sea que cocinaran, repararan un automóvil, arrullaran un bebé o simplemente no hicieran nada. El lugar proyectaba una sensación muy agradable y tranquila que, supuse, se relacionaba con el poder de este cántico y su significado. Por esa misma razón los practicantes del masaje tailandés con yoga inician el día con este mantra, con el fin de crear una atmósfera tranquila, armoniosa y segura para su trabajo.

En Oriente hay un refrán que dice que "nunca pones el pie en el mismo río dos veces". El agua que fluye puede parecer igual, pero al mirar con atención uno comprende que está en flujo constante. Esto se compara con la vida misma; conforme muere cada momento, nace otro. En este flujo de vida continua, ninguna experiencia es igual que la última.

La meditación ayuda al practicante del masaje tailandés con yoga a escucharse a sí mismo y al cuerpo del receptor de un momento a otro. La meditación implica un proceso de observar que el río de la conciencia pasa por la mente. En esta corriente pueden aparecer muchas cosas, y la mente suele concentrarse en un tema y dejarse llevar por una corriente tributaria separada. Poco después, otro tema puede aparecer y desviar nuestra atención, lo cual hace que nos volvamos en otra dirección. Este proceso se repite hasta que, después de un tiempo, terminamos viajando en círculos. Mientras tanto, la vida nos deja atrás. Al mantenernos en el pasado y proyectar nuestras ideas hacia el futuro, dejamos de vivir el presente.

La meditación trata de que nos sintamos completamente vivos en este momento; es la única realidad que en verdad podemos conocer. La meditación nos enseña a estar centrados y equilibrados y a separarnos de los estorbos innecesarios de la vida. Revisa la naturaleza de la temporalidad y nos da la sabiduría para vivir nuestras vidas al máximo.

Estar en el momento presente es fundamental para establecer un espacio curativo sagrado y estar en armonía con el masaje. Los practicantes del masaje tailandés dedican algunos momentos a vaciar sus ideas y centrarse a sí mismo al inicio y al final de cada sesión. En el río de la vida, la respiración es el ancla que nos ayuda a concentrar la mente errante.

Estar consciente de la respiración es uno de los modos más útiles para aprender a meditar. Conforme usted inhale, fíjese en su respiración y perciba la sensación de lo que entra a sus fosas nasales. Sienta cómo el aire toca el fondo de su garganta y cómo se inflama su abdomen. Al exhalar, capte la sensación en su estómago, sus pulmones y su garganta, y el calor en la orilla de sus fosas nasales cuando sale el aire.

Esta forma de meditación emplea la respiración como punto de concentración. Conforme usted atiende las sensaciones de respirar, las ideas del pasado y las visiones del futuro ya no son una distracción. Si su mente divaga, regrese a su respiración. Este es el suave pero concentrado esfuerzo de la enseñanza de la meditación: regrese a la respiración tan pronto como su mente divague.

Muchas personas creen que la meditación consiste en ser un sabio sentado solo en una cueva en los Himalayas. Algunas personas emplean la meditación para lograr hechos sobrenaturales, pero el espíritu de la meditación en el masaje tailandés con yoga no consiste en alcanzar nada; consiste en estar consciente del momento. Hay una vasta diferencia entre un masaje consciente y uno que se realiza de manera mecánica. Con la noción de la conciencia, el practicante se puede concentrar con más facilidad en las necesidades del receptor, con lo cual respeta los límites del cuerpo del receptor al guiarlo a una postura de yoga y aplicar la presión adecuada mediante la percepción de una palpitación. Sólo a través de la conciencia puede un practicante desarrollar las aptitudes para captar el flujo de energía que atraviesa y rodea el cuerpo y sentir las trayectorias de las sen.

Principios básicos del movimiento en el masaje tailandés con yoga

El masaje tailandés con yoga es una danza meditativa que momento a momento crea una experiencia curativa. La diferencia fundamental entre un buen masaje y un mal masaje es el movimiento del cuerpo del practicante. Cuando los practicantes usan el peso de sus cuerpos en lugar de la fuerza bruta —lo cual puede provocar incomodidad al receptor y cansancio al practicante—, los receptores aprovechan por completo una presión uniforme y rítmica profundamente relajante. Para los practicantes, los hábitos deficientes establecidos desde tiempo atrás en el movimiento pueden provocarles dolor de espalda, tendonitis, rigidez en el cuello y otras afecciones que pueden terminar por obligarlos a que abandonen su práctica.

La primera vez que enseñé fuera de Tailandia fue en Edenkoben, una pequeña ciudad en el suroeste de Alemania. Me invitaron a hacer una presentación del arte del masaje tailandés con yoga en una escuela de terapia del masaje occidental tradicional. Los directivos de la escuela me invitaron porque habían visto películas del masaje tailandés y les atrajo su belleza. Sin embargo, me advirtieron que los estudiantes podrían mostrarse escépticos acerca de los métodos orientales de sanación basados en el concepto de la prana o flujo de la energía.

Cuando entré a la sala de conferencias me saludaron cuarenta personas, organizadas en grupos de cuatro o cinco. Los líderes de los grupos, quienes estaban rodeados por esqueletos y diagramas, apuntaban a las diferentes partes del cuerpo mientras los demás escuchaban. Todos podían participar en la exposición, donde nombraban las diferentes partes del cuerpo. En este punto sentí que cualquiera de estas personas conocía la anatomía mejor que casi todos los maestros del masaje en el Oriente. Comprendí lo poco que sabían del cuerpo los fortificadores corporales en términos de sus funciones estructurales y fisiológicas.

Comencé mi presentación con una introducción de la historia, la teoría y los aspectos espirituales del masaje tailandés con yoga. Seguí con una acelerada demostración de cómo aplicar el masaje tailandés con yoga, antes de una práctica que mostraba sus técnicas.

Fue durante la tercera parte de mi presentación que comprendí que este grupo podría aprender algo valioso de las prácticas orientales. Aunque los estudiantes a quienes enseñaba habían aprendido a identificar todas las diferentes partes del cuerpo, nunca les enseñaron a utilizar sus propios cuerpos de manera eficaz. Fue uno de los grupos de practicantes más torpes que haya encontrado jamás. No mostraban equilibrio, y sus movimientos eran todo, excepto elegantes.

En Oriente, los practicantes del masaje tailandés le dan mucha importancia a la danza del masaje. Los principios del movimiento fluido y el cuerpo equilibrado son elementos fundamentales. He cultivado un estilo de movimiento con posiciones inspiradas por las artes marciales chinas del tai chi chuan como un elemento muy importante para vincular las posturas en una sesión de masaje tailandés con yoga. El modo de escuchar con el propio ser que es el sello del arte del tai chi chuan al impulsar las manos es el mismo tipo de concentración que debe cultivarse para practicar este masaje. De este modo, un arte marcial se transforma en un arte curativo.

En Edenkoben, una presentación que comenzó con mucha curiosidad (y escepticismo) terminó con gran entusiasmo. La respuesta de este grupo de estudiantes profesionales fue muy estimulante. Reconocieron el baile en el masaje tailandés con yoga y comprendieron que un masaje eficaz en realidad comienza con la conciencia del propio cuerpo del practicante.

La danza oscilante rítmica

El movimiento esencial dentro del masaje tailandés con yoga es la danza oscilante rítmica. Esta técnica conlleva que el practicante mueva su cuerpo de modo oscilatorio su peso cree una presión natural y uniforme sobre el cuerpo del receptor. Con los brazos rectos y la espalda erguida, el practicante se mece hacia delante y hacia atrás en la oscilación rítmica que se asemeja al movimiento de un carrizo de bambú. El ritmo es repetitivo, pero no claramente mecánico. El practicante personifica la suavidad del caminar de un gato su movimiento mece suavemente el cuerpo del receptor como si arrullara a un bebé para dormir. Esta danza sedante marca el ritmo de toda la sesión de fortificación corporal.

El movimiento de la danza oscilante rítmica es como una secuencia de meditación tai chi; usted aprende a aplicar la energía circular del chi, y a utilizar la mínima cantidad de esfuerzo para lograr el máximo de resultados. Cuando escuchamos la palabra *masaje*, por lo general pensamos en utilizar las manos y los pulgares para apretar los músculos. Pero si usted sabe cómo utilizar todo su cuerpo en la danza oscilante rítmica al aplicar un masaje, puede conservar la energía y evitar el cansancio. También puede evitar el desarrollo de síndromes de tensión crónicos en las manos los brazos, y los hombros.

En vez de utilizar sus músculos, la danza oscilante rítmica maximiza su energía al permitirle circular hacia abajo de la columna vertebral. Después, la energía se centra en el segundo chakra —el chakra swadhisthana, el espacio de tres dedos bajo su ombligo— y fluye hacia sus brazos y sus palmas. Cuando ejecuta esta danza de manera correcta en realidad toma energía de la tierra. De este modo, incluso cuando aplica bastante presión en el transcurso de una sesión no se siente cansado al final del masaje.

La danza oscilante rítmica es la base de las tres técnicas de piso utilizadas para fortificar a los pacientes; esas técnicas son la oscilación de bambú (lateral), la oscilación hacia delante, y la oscilación circular o en remolino.

Oscilación de bambú (oscilación lateral)

En la oscilación de bambú, el practicante se arrodilla y extiende las rodillas o las junta y pone el empeine de los pies sobre el tapete para formar una base firme. Meta ligeramente la barbilla para enderezar la columna vertebral; la alineación de la coronilla al cóccix debe ser limpia, pero relajada. Enderece sus brazos y mueva el tronco de un lado a otro, para que el torso oscile como un bambú en el viento.

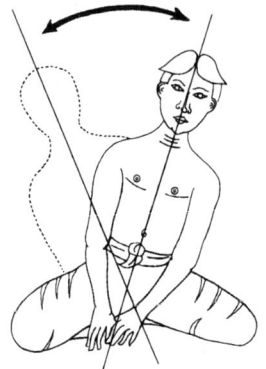

Oscilación de bambú (oscilación lateral)

Oscilación hacia delante

En la oscilación hacia delante, el practicante comienza otra vez arrodillado, con las rodillas extendidas o juntas y el empeine de los pies sobre el tapete para formar una base firme. Meta ligeramente la barbilla para enderezar la columna vertebral. La alineación de la coronilla al cóccix es recta, pero relajada. Mantenga esta alineación y oscile el torso hacia delante y hacia atrás, como una silla mecedora.

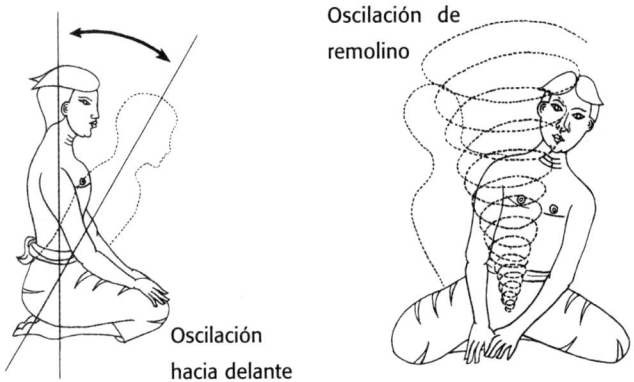

Oscilación hacia delante

Oscilación de remolino

Oscilación de remolino (circular)

En la oscilación de remolino, el practicante comienza igual que antes, las rodillas extendidas o juntas, y el empeine de los pies sobre el tapete para formar una base firme. Meta ligeramente la barbilla para enderezar la columna vertebral; conserve una alineación firme pero relajada de la coronilla al cóccix. Conserve esta alineación y haga girar el torso en el sentido de las manecillas del reloj o en sentido contrario, en un movimiento tipo remolino y utilizando el cóccix como eje. Compruebe que gira todo el torso.

El practicante aplica una de estas técnicas de oscilación a la vez. El ritmo creado por las técnicas de oscilación se puede comparar con el tiempo que contiene una partitura musical; el ritmo siempre está presente y aporta la estructura para toda la sesión. El éxito de una sesión de masaje tailandés con yoga, tanto para el receptor como para el practicante, se relaciona estrechamente con la aplicación adecuada de las tres técnicas de oscilación.

Las posturas de la segunda parte incluyen recomendaciones sobre cuál técnica de oscilación conviene a cada postura. Después de practicar durante algún tiempo, deje que su intuición guíe sus movimientos en la danza oscilante rítmica.

Las posiciones de fortificación

El masaje tailandés con yoga es una hermosa danza que requiere un movimiento continuo del practicante con el propósito de proporcionar una sesión relajada y fluida al receptor. Por lo tanto, es muy importante que el practicante utilice bien su cuerpo, lo mueva sin esfuerzo y efectúe transiciones elegantes. Las lecciones antiguas de movimiento fluido y mecánica corporal adecuada se extraen de las tradiciones del tai chi y el yoga como base para las posiciones de fortificación que se describen a continuación.

Al sostener una posición de fortificación dentro del masaje tailandés con yoga, considere el árbol como una inspiración para su posición. Imagine que sus brazos y manos son las ramas, fuertes pero flexibles. Están conectados con su columna vertebral, o el tronco del árbol, firme y erguida. La columna vertebral transfiere el peso de su cuerpo a los pies, los cuales son las raíces, firmemente plantadas en la tierra. Al mantener su columna vertebral recta y su cabeza levantada, usted alinea los siete centros de energía (los chakras) a lo largo de la columna vertebral. Al combinar la energía de la tierra y el cielo, igual que el árbol, con la energía de su cuerpo, usted sostiene una postura fuerte pero flexible cuyo movimiento es fluido en todos los aspectos.

Un error común de los practicantes de la fortificación corporal es doblar la espalda y perder la firme alineación de la columna vertebral durante el curso de una sesión. Cuando el cuerpo está doblado de este modo, el practicante emplea sus hombros en vez de conectar su cuerpo a la tierra. Esta posición puede provocarle dolor en la espalda y cansancio, y un masaje poco eficaz para el receptor. Tenga siempre presente la imagen del árbol en su cuerpo mientras practica estas posiciones.

Las tres técnicas de oscilación de bambú, oscilación hacia delante y oscilación de remolino se pueden aplicar con cualquiera de las posiciones que se describen enseguida. Al aplicar una presión que se alterne de un lado a otro, utilice la oscilación de bambú; para el movimiento o presión hacia delante, utilice la oscilación hacia delante; y para cualquier técnica circular emplee la oscilación de remolino.

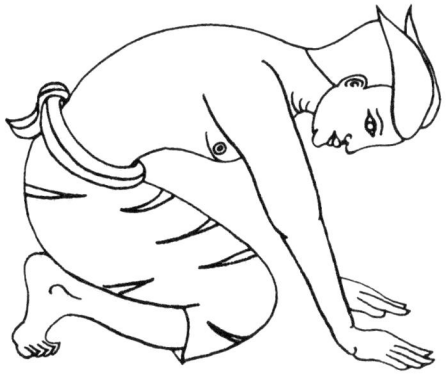

Al sostener una posición de fortificación del masaje tailandés con yoga, es muy importante conservar la integridad estructural de la columna vertebral y la alineación de los chakras por la columna vertebral. Doblar los hombros y la espalda sobre el receptor provoca cansancio y una experiencia de masaje poco satisfactoria.

Postura de diamante
Arrodíllese en el tapete con las rodillas juntas y las caderas apoyadas en sus talones. Los empeines de los pies están planos sobre el tapete.

Diamante abierto
Arrodíllese en el tapete con las rodillas extendidas y las caderas apoyadas en los talones. Los empeines de los pies están planos sobre el tapete.

Diamante arrodillado
Manténgase erguido sobre sus rodillas, de modo que su cuerpo forme un plano desde sus rodillas hasta la coronilla de su cabeza. Meta ligeramente su hueso caudal y mantenga recta su espalda.

Gato 1
Arrodíllese en el tapete con las rodillas extendidas, las caderas apoyadas en los talones y los empeines de los pies

planos sobre el piso. Inclínese ligeramente hacia delante desde las caderas y ponga las palmas planas sobre el tapete. Mantenga rectos los brazos y la espalda. Practique la oscilación de bambú; muévase desde su segundo chakra y alterne la presión de sus palmas sobre el tapete.

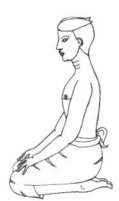 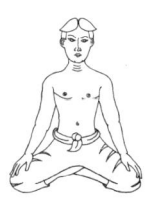 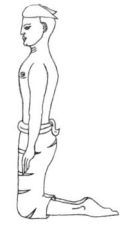

Postura de diamante   Diamante abierto   Diamante arrodillado

Gato 2

Arrodíllese en el tapete con las rodillas extendidas, las caderas apoyadas en los talones y los dedos de los pies doblados, listos para elevar sus caderas. Inclínese ligeramente hacia delante desde las caderas y ponga las palmas planas sobre el tapete, mientras mantiene rectos los brazos y la espalda. Practique la oscilación de bambú, muévase desde su segundo chakra y alterne la presión de sus palmas sobre el tapete.

Gato 3

Póngase a gatas con sus rodillas bajo sus caderas. En el yoga, esto también se conoce como "la mesa". Mantenga rectos sus brazos y su espalda. Practique la oscilación de bambú, muévase desde su segundo chakra y alterne la presión de sus palmas sobre el tapete.

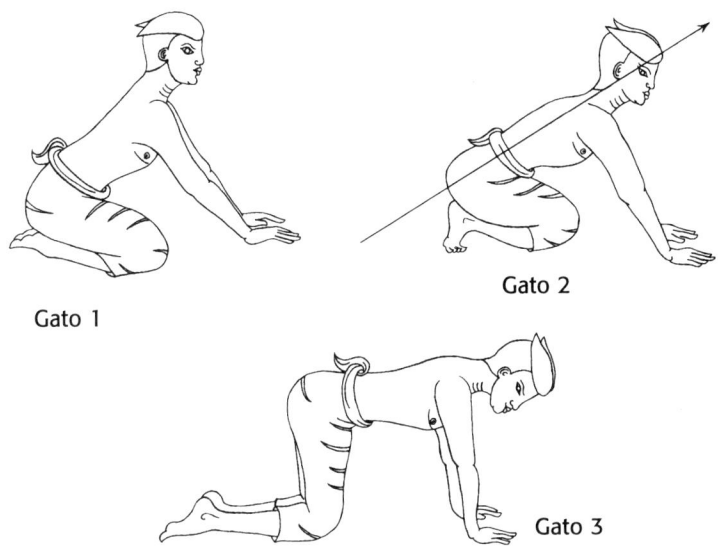

Gato 1

Gato 2

Gato 3

Postura del guerrero

Desde la postura del Diamante arrodillado (consulte la página 63), levante una rodilla. Mantenga rectos los brazos y la espalda. Muévase desde el segundo chakra mientras fortifica al receptor. Tenga cuidado de que la rodilla levantada no se extienda más allá de los dedos de los pies; el talón adelantado toca el suelo. Esta es la postura que se emplea con más frecuencia en una sesión de masaje tailandés con yoga.

Postura del arquero

En cuclillas, mantenga los dedos doblados bajo los pies. Ponga una rodilla en el suelo. Mantenga recta su espalda. Esta es una posición engañosa que requiere fuerza y equilibrio. Practique, practique, practique.

Postura de tai chi
De pie, separe los pies a la altura de sus hombros; mantenga las piernas rectas, pero no endurezca las rodillas. Avance un pie una distancia cómoda, enderece su pierna posterior y doble ligeramente la rodilla de adelante. No deje que su rodilla doblada quede más lejos que los dedos. El pie adelantado apunta directamente al frente y el pie de atrás apunta con naturalidad hacia afuera. Mantenga un centro estable, con 70% de su peso sobre la pierna delantera y 30% sobre la pierna trasera.

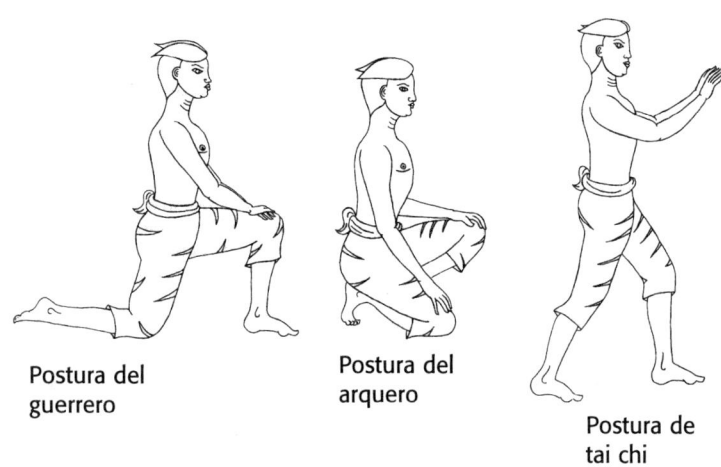

Postura del guerrero

Postura del arquero

Postura de tai chi

El masaje tailandés con yoga es una forma de terapia física; un tratamiento que suele durar de una a dos horas; es un entrenamiento atlético para el practicante. Con esto en mente, la utilización adecuada del peso del practicante no debe reemplazarse con fuerza muscular. A menudo se utilizan en exceso los músculos de la mano y la parte superior del hombro; los practicantes cometen el error de doblar los brazos y la espalda e inclinar la cabeza hacia delante. Aunque este tipo de postura puede sentirse más natural que las posiciones descritas antes, en realidad desconecta la parte superior del cuerpo de la parte inferior, lo que provoca una débil compenetración con el receptor. Una postura deficiente del practicante puede interrumpir su estado de conciencia meditativa y causar la fatiga. La utilización adecuada del peso asegura una presión constante, la cual es reconfortante para el sistema nervioso del receptor e induce efectos positivos generales en la sesión de masaje.

En la medicina tradicional china, las tres energías de la tierra, el cielo y el cuerpo se denominan "los tres tesoros". Se manifiestan en nuestros cuerpos como ching, la energía con la que nacemos; chi, la energía de la fuerza vital; y shen, la energía del espíritu interno. Al alinear físicamente el cuerpo en las posiciones de fortificación descritas aquí, permitimos que se integren estos tres tesoros. Esa unidad aporta la fuerza para nuestra sesión de fortificación corporal.

Técnicas de contacto

Las manipulaciones que se emplean con más frecuencia en el masaje tailandés con yoga son las técnicas de presión con las palmas y los pulgares. La presión con las palmas se utiliza para abrir y calentar el cuerpo y estimular las líneas de energía antes de comenzar con la técnica de presión con los pulgares.

Presión con las palmas
El practicante utiliza el área de la palmas cercana a la parte carnosa de la mano para comprimir las líneas de

energía del cuerpo del receptor. No debe utilizar exclusivamente la parte carnosa de la mano, porque el cuerpo del receptor puede sentir esto como la punta de un bastón. Al aplicar presión con las palmas, ahueque sus manos con sus dedos ligeramente extendidos, como si sostuviera una pelota de básquetbol. Tenga cuidado de no presionar en exceso su muñeca, porque esto puede provocar lesiones con el tiempo. Mantenga rectos sus brazos y su espalda, pero no rígidos; su cabeza debe estar alineada con su columna vertebral. Desde esta posición, "deje caer" su peso sobre el cuerpo del receptor, y utilice una oscilación de bambú o hacia delante.

Presión con los pulgares
Esta técnica se describe como un pulgar que persigue a otro. Con su peso, el practicante utiliza una oscilación de bambú o hacia delante para presionar sus pulgares sobre el cuerpo del receptor. Igual que con la presión con las palmas, el practicante mantiene rectos los brazos y la columna vertebral. Esto forma una postura de apoyo para utilizar los pulgares de manera sensible, lo cual es un elemento esencial para evitar lesiones por esfuerzo excesivo, y también ofrece la máxima comodidad para el receptor.

El método correcto de aplicar presión es utilizar la yema del pulgar; los errores comunes son la extensión excesiva de éste o presionar con la punta sobre el receptor.

El masaje tailandés con yoga favorece la utilización de otras partes del cuerpo como elementos auxiliares. Además de las técnicas de presión con las palmas y los pulgares, también son útiles los antebrazos, los codos, la rodillas y los pies.

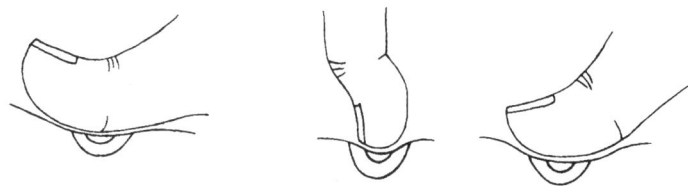

Incorrecta (izquierda): Una extensión excesiva puede provocar una lesión en los pulgares.
Incorrecta (centro): La aplicación de presión con la punta de los pulgares puede provocar incomodidad al receptor.
Correcta (derecha): Utilice la yema del pulgar al aplicar presión.

Los antebrazos

Los antebrazos se utilizan para aflojar y aplanar los músculos como preparación para un fortalecimiento con presión profunda sobre el cuerpo del receptor. El practicante pone el antebrazo sobre el cuerpo del receptor y poco a poco aplana con el peso de su cuerpo mientras desplaza el antebrazo sobre el receptor. Tenga cuidado de no utilizar la parte huesuda del antebrazo cerca del codo; el hueso cúbito es puntiagudo y produce una sensación desagradable en el receptor.

Los codos

Los codos son elementos muy eficaces si el receptor solicita mayor presión. Se emplean para aplicar una presión directa sobre una parte específica del cuerpo. Ponga el codo sobre el cuerpo del receptor y, con el hombro y la parte superior del cuerpo relajados, aplique gradualmente su peso. Para evitar que resbale el codo, puede detenerlo al colocar a su alrededor el pulgar y el índice de la mano opuesta. Siga utilizando la mano como guía por el cuerpo del receptor.

Las rodillas
Las rodillas producen un efecto todavía más poderoso sobre el cuerpo del receptor que los codos. Su utilización exige buen equilibrio y agilidad por parte del practicante. Coloque sus manos sobre el cuerpo del receptor como apoyo, y ponga la rodillas sobre su cuerpo. Apoye poco a poco su peso; con moderación, porque es difícil juzgar la cantidad de presión adecuada.

Los pies
Los pies tienen muchas terminaciones nerviosas, lo que les permite ser tan sensibles como la mano al proporcionar y recibir información. Se utilizan para aplicar presión directa, al igual que para estabilizar al receptor en las posturas y los estiramientos. En el masaje, las numerosas partes del pie —el talón, el arco, el metatarso, la parte lateral y los dedos— ayudan de muchas maneras. El pie es tan versátil como la mano; durante la práctica no debe olvidar esto. Las instrucciones de posturas de la siguiente sección muestran ejemplos específicos de su utilización en un masaje.

Técnicas de respiración en el masaje tailandés con yoga

La respiración y el movimiento son sinónimos. El masaje tailandés con yoga es una forma dinámica de fortificación corporal útil, una coreografía compartida de presión con las palmas, posturas y colocación del cuerpo. Dentro del método de la Palma del Loto enseñamos cuatro técnicas de respiración para aumentar el beneficio de nuestra práctica, tanto para el receptor como para el practicante.

Respiración consciente

La respiración consciente se asocia estrechamente con el estado meditativo en el masaje tailandés con yoga. Es una meditación en movimiento, donde el practicante observa su respiración momento a momento conforme se despliega la danza del masaje. De este modo, se concentra por completo en la fortificación con el receptor. La técnica de respiración consciente es la más utilizada en una sesión de masaje tailandés con yoga.

Respiración sincronizada

En la respiración sincronizada, el practicante está atento a la respiración del receptor e imita su ritmo. Esta técnica se utiliza sobre todo al masajear la región abdominal.

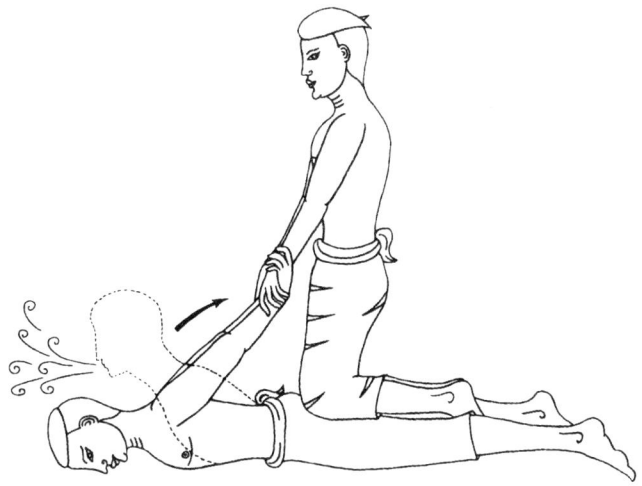

Una respiración adecuada es esencial para liberar la tensión física y mental en todas las posturas del masaje tailandés con yoga. En esta representación de la respiración dirigida se guía al receptor a exhalar cuando llega a la posición de la Cobra, tal como se aprecia en la imagen punteada.

Esta suave área del cuerpo aloja muchos de nuestros órganos vitales. Cuando el practicante establece contacto terapéutico a través de la respiración, el resultado puede ser una experiencia muy tranquilizante.

Respiración dirigida
Con la respiración dirigida, el practicante indica al receptor cuándo inhalar y cuándo exhalar, por lo que la respiración coincide con diferentes etapas de una postura o estiramiento. Por ejemplo, en la postura de la Cobra (consulte la página 173), el practicante pide al receptor que inhale mientras todavía está en el piso, y luego lo dirige para que exhale mientras lo ayuda a mantener la posición de la Cobra. Esta técnica es útil porque permite al practicante dar al receptor un estiramientos más intenso y suele producir que se libere bastante tensión del cuerpo.

Respiración inducida
Al aplicar la respiración inducida, el practicante sigue la exhalación del receptor y después poco a poco aplica presión al cuerpo, con lo cual obliga a una exhalación más profunda. Esta técnica se utiliza principalmente al fortificar la espalda, un área del cuerpo que puede contener mucha tensión. La conciencia de la respiración no es siempre evidente en la espalda; una exhalación consciente aporta una inhalación plena de conciencia a cualquier área de la espalda que se haya comprimido. Esto favorece que se libere mucha tensión. Es muy reconfortante mantenerse pasivo como receptor y ser impulsado a respirar de este modo.

Hay que tener en mente algunos puntos al practicar una técnica de respiración en el masaje tailandés con yoga. Puede ser agresivo que el practicante manipule en exceso la respiración del receptor. Asimismo, la respiración fuerte y ruidosa, como si alguien respirara cerca del oído, puede perturbar el estado de reposo del receptor. En esta situación, es posible llevar al receptor por la dirección equivocada al sintonizar su respiración con la del practicante cuando esto es innecesario. Recuerde que en una sesión de masaje tailandés con yoga el receptor está en un estado pasivo y el practicante está activo, lo cual produce un ritmo de respiración muy diferente para cada uno. Asimismo, la capacidad de los pulmones de cada persona es diferente. No se apresure durante una sesión ni trate de sincronizarse con la respiración del receptor. Un estado consciente permitirá que surja entre ambos un ritmo suave.

Permanencia de la conexión

Al aplicar continuamente la metta, la bondad amorosa, permanecerá conectada con el receptor y el practicante estará consciente de su respuesta a la presión firme y a los estiramientos profundos del masaje tailandés con yoga. Mis estudiantes suelen preguntar cuánta presión deben aplicar durante una sesión de fortalecimiento corporal. La mejor medida es comenzar con una aplicación gradual del peso propio y luego pedir la opinión del receptor.

En una sesión de masaje tailandés con yoga, la danza oscilante rítmica nivela la energía liberada en el cuerpo del practicante durante la aplicación con las palmas, los pulgares, y los antebrazos, o los pies. Sin embargo, aunque el desarrollo de una conciencia de sí mismo y del movimiento como practicante es esencial para una práctica exitosa, no debe pasar por alto la importancia de estar atento al receptor. Mantenga una estrecha compenetración con él, durante toda la sesión, observando de manera constante los cambios en las expresiones faciales y en la tensión de los músculos. Muchas veces el receptor no le indicará cuánta presión es excesiva. En general, el modo en que se siente el cuerpo se percibe a través del rostro. Si el receptor se encoge, reduzca la presión del masaje o el grado del estiramiento.

Estos son cuatro puntos que le pueden ayudar a mantenerse concentrado en las necesidades de la persona a quien le ofrece una sesión de masaje tailandés con yoga:

1. Mantenga una apertura meditativa de la conciencia momento a momento.
2. Cultive el contacto con el receptor al "escuchar" con sus manos y cuerpo, mantener un contacto visual constante y prestar atención a su intuición.
3. Respete los límites físicos, emocionales y sexuales del receptor. Sincronice su respiración con la fortificación y esté al tanto de la respiración del receptor.
4. Defienda la tradición del masaje tailandés con yoga al basar su práctica en el amor bondadoso y la compasión.

Un elemento importante en el método ayurvédico del masaje tailandés con yoga es la filosofía del cuidado de sí mismo. Como una continuación de cada sesión, el practicante que conoce bien el ayurveda recomienda dietas, ejercicios, posturas de yoga y meditación a su paciente para practicar en casa antes de la sesión siguiente. Le recomiendo que desarrolle un plan de tratamiento progresivo que avance en cada sesión y promueva una relación entre el practicante y el paciente. Al final de la sesión siempre es bueno preguntar al receptor cuáles posiciones prefiere o le desagradan, para tenerlas presentes en la siguiente ocasión.

Puede recomendar al receptor que regrese cada dos semanas para mantener su terapia de fortificación corporal.

En la tradición oriental de curación, la responsabilidad del practicante es mantener a su paciente con buena salud. De hecho, en el Oriente usted no puede cobrar si su paciente está enfermo. De modo que, ¡buena suerte!

4. LA RELACIÓN PRACTICANTE/PACIENTE

El masaje tailandés con yoga es una forma vigorosa de masaje que utiliza muchas maniobras físicas. Comprende movimientos de la columna vertebral, en los cuales se estiran las articulaciones y los músculos, y se coloca al receptor en una serie de posturas de yoga. Dado que en el interior de la columna vertebral está el principal sistema de comunicaciones (la médula espinal) de todas las funciones del cuerpo, es muy importante practicarlo con mucho cuidado y atención. Aunque es importante realizar las posturas en forma correcta y segura para obtener los efectos benéficos completos, siempre debemos respetar las limitaciones físicas y emocionales del receptor. Las posturas que no se ejecutan de manera adecuada pueden tener un efecto perjudicial; por ejemplo, crear desequilibrios musculoesqueléticos y apretar los músculos.

Estas son algunas recomendaciones para practicar un masaje seguro:

1. En la primera sesión, pida al receptor que llene el cuestionario de salud de la página 207. Pregunte al receptor sobre su estado de salud y cualquier limitación física y temor de lesiones que tenga. Si no comprende algún término médico utilizado, pida una

explicación más detallada; cuando tenga dudas, pida al receptor que obtenga de un médico la aprobación para el masaje tailandés con yoga. Tenga el cuestionario cerca de usted para poder consultarlo con facilidad mientras aplica el masaje.

2. No emplee la fuerza ni realice movimientos bruscos. Cuando ponga al receptor en una postura del masaje tailandés con yoga o haga una transición de una posición a otra, utilice su peso, más que la fuerza muscular. Mantenga alineados sus brazos, espalda y cabeza, y relajadas sus manos. La alineación adecuada facilita un movimiento más suave y continuo. Pida al receptor que mencione cualquier incomodidad que sienta o si llega a su límite al recibir un estiramiento o una presión.

3. Mantenga posturas seguras. Céntrese usted mismo desde el segundo *chakra*, *swadhisthana*, tres dedos abajo del ombligo. Mantenga recta su columna vertebral y en todo momento alinee su cabeza con ella; recuerde que necesita una base firme desde la cual trabajar. Una postura firme ayuda a evitar torpezas que provoquen un movimiento en falso o una caída. Y, a la larga, una postura firme es mejor para su espalda.

4. Conserve una alineación adecuada. El masaje tailandés con yoga es una forma dinámica que comprende colocar al receptor en diversas posiciones. Si usted no tiene cuidado, el receptor puede terminar extendido de un modo incómodo y torcido. Utilice apoyos y almohadas para alinear al receptor de manera correcta cuando sea necesario.

5. Siga el flujo anatómico natural del cuerpo del receptor. En todos mis años de enseñanza ninguno de mis estudiantes se ha torcido un dedo ni dislocado un

hueso (¡gracias, Buda!). No aplique presión en las articulaciones y en los huesos. Es importante tener un conocimiento razonable de la mecánica del cuerpo como base para una aplicación segura del masaje tailandés con yoga.
6. Practique la danza. Desplácese de manera fluida, utilizando las técnicas oscilantes rítmicas descritas en las páginas 58-61. La danza en el masaje tailandés con yoga es la base para una utilización elegante y económica de la energía, lo cual ayuda a evitar que se acumulen la tensión o el cansancio. Cuando la emplea, el receptor siente el beneficio de toda la presencia de usted.
7. Aplique lo que ya está comprobado. Como principiante, es inteligente seguir lo que le han enseñado en vez de innovar desde el principio. No se trata de limitar su creatividad, sino de ayudarle a consolidar la forma básica, perfeccionar los matices, y comprender la fortificación en su totalidad.
8. Siga las reglas comunes de higiene personal. Lave sus manos antes y después de un masaje. Mantenga recortadas y limpias sus uñas (de las manos y de los pies). Si el receptor menciona que tiene un problema en la piel, pregunte si es contagioso antes de comenzar el masaje; no trabaje sobre heridas abiertas o áreas afectadas por cirugías o lesiones recientes. Siempre es mejor dejar de hacer algo en función de la seguridad y la precaución. Utilice ropa limpia y cómoda. Mantenga limpia su área de masaje; haga lo mismo con cualquier sábana o almohadas que utilice.
9. Mantener seguro a su receptor es una cosa; mantenerse seguro usted mismo es otra. Una rutina de calentamiento de diez minutos, sobre todo para los tobi-

llos y las caderas, antes de comenzar un masaje, puede evitarle una lesión.
10. Respete los límites sexuales universalmente aceptados. Utilice una almohada para crear un límite entre usted y el receptor en las posiciones que impliquen contacto cercano cuerpo a cuerpo. Al masajear el abdomen y el pecho no se monte en el cuerpo del receptor en una postura del guerrero. Evite el pecho y las áreas genitales. El receptor siempre debe sentirse seguro y respetado; utilice el sentido común y deje de hacer algo en función de la precaución.

Un buen carpintero depende de la calidad de las herramientas; sucede lo mismo con un practicante competente del masaje tailandés con yoga. Aunque no siempre se han considerado dentro de la tradición tailandesa, la utilización de apoyos y almohadas le aporta comodidad adicional y ayuda en la alineación del receptor, con lo cual crea un mejor ambiente de trabajo para el practicante. Tampoco debe olvidar la importancia del ambiente de la habitación donde aplica el masaje. Es esencial mantenerla limpia y ordenada, y comprobar que el receptor se sienta cómodo con la temperatura ambiente. Incluya plantas e iluminación natural para hacerla más agradable. Sin embargo, también es importante aprender a aplicar un masaje sin apoyos para integrar lo que *debe* hacer y lo que *no debe* hacer en el masaje tailandés con yoga de un modo creativo e ingenioso. He aplicado masajes en lugares inimaginables, bajo circunstancias difíciles.

¿Cómo maneja un practicante el alivio emocional del receptor? Aunque debemos reconocer que no somos psicoterapeutas, no podemos ignorar el hecho de que el masaje tiene un impacto psicológico y emocional. Según la filosofía del yoga, un practicante del fortalecimiento corporal está en contacto con los cinco cuerpos, o capas de energía de una persona: la capa física, la capa energética, la capa mental, la capa intelectual y la capa de la felicidad. Debido a que una experiencia de masaje tailandés con yoga entra en contacto con cada uno de estos aspectos de una persona, en ocasiones salen a la superficie problemas emocionales enterrados y desencadenan un alivio emocional.

Una vez, mientras fortificaba a una estudiante en un taller en Austria percibí un olor que no era dulce ni fétido, sino algo que no puedo nombrar. Después descubrí que lo que percibí eran problemas. Hacia el final del masaje, el cuerpo de la estudiante comenzó a estremecerse y a saltar. Llamó a gritos a su madre y a su padre y siguió gritando hasta quedar ronca. Esto continuó durante cierto tiempo; no supe cuánto, pero suficiente para que algunas personas se acercaran y atisbaran por la ventana.

¿Qué podía hacer? Decidí sentarme junto a ella en una pose de meditación para aportar un espacio donde se disipara esta energía perturbadora. Ella continuó gimiendo y gritando hasta que perdí la noción del tiempo. En algún momento me dieron ganas de gemir y gritar, como si su energía me hubiera envuelto. Sin embargo, toda la meditación que había aplicado no fue en vano, porque me permitió estar ahí y al mismo tiempo no involucrarme tanto.

Después de un tiempo la mujer me abrazó y se durmió. Mientras yo abandonaba la habitación, observé algunos cristales en el alféizar de la ventana, al igual que incienso, campanas tibetanas y otros agentes purificadores. Tal vez por superstición, o sólo por hacer algo, levanté un cristal y comencé a limpiar mi campo de energía y el de mis seres queridos. Esa noche dormí muy bien. La mañana siguiente, ¡qué cosa!, la primera persona con quien me crucé era la misma estudiante. Me volvió a abrazar y me agradeció que estuviera con ella. El olor todavía estaba presente, pero ya no era intenso como el día anterior.

Regresé a Viena para impartir un taller un año después. La misma estudiante había reservado una sesión conmigo. Con una expresión preocupada en su rostro, la organizadora me preguntó "¿quiere dar este masaje? Esta vez es en casa de ella". Como guerrero, nunca dejaría pasar un desafío como ese.

Toqué a la puerta de la estudiante y me saludó con un abrazo de bienvenida. Reconocí de inmediato el olor acre, pero disfrazado por una esencia de aromaterapia dentro de su casa. En las paredes había fotografías y pinturas de personas de todo el mundo y de todas las épocas: un místico hindú, guerreros, ancianas y jóvenes. No me quedó ninguna duda que la estudiante se comunicaba con estas imágenes.

Antes de ponerme mis ropas para el masaje, la mujer insistió en que utilizara algo blanco.

El masaje transcurrió bien pero, igual que la vez anterior, la estudiante comenzó a convulsionarse, esta vez sin gritar. Era como si otro ser estuviera en su interior, y surgiera con movimientos. Algunos apretaban su columna vertebral y otros parecían posturas de yoga. Me senté y medité. Transcurrió un tiempo. Por fin, la mujer se quedó quieta mientras yo meditaba.

Después de descansar un tiempo, la estudiante me invitó algo de comer y luego me despedí, hasta la siguiente ocasión.

Los practicantes del masaje tailandés con yoga deben aplicar la metta, la bondad amorosa, y no deben alentar ni desalentar el alivio emocional. Es importante estar completamente presente para el receptor y no evitar los problemas ni permitir que lo agarren desprevenido. Simplemente haga una pausa y deje que ocurra el alivio emocional. Aquí es útil la práctica de la vipassana, la observación abierta, pues ayuda al practicante a crear un espacio para que tal energía se mueva y se disipe. La vipassana también nos recuerda la temporalidad de todas las cosas. La función del practicante es "observar y dejar que pasen las cosas".

Contraindicaciones

Aunque masajear muchas áreas del cuerpo es provechoso casi todas las veces, existen circunstancias en las cuales el masaje debe modificarse o evitarse por completo: las contraindicaciones son situaciones en las cuales el masaje puede agravar o significar un peligro para un problema de salud del receptor. En algunos casos, el masaje es posible si el practicante se mantiene alejado del área problemática.

Como practicantes, debemos enterarnos de todos los problemas de salud del receptor y obtener algún conocimiento básico de ciertas enfermedades y sus causas. Esto nos permitirá realizar nuestra actividad de manera eficaz, con precaución y seguridad. Las siguientes descripciones le ofrecen orientación ante ciertas condiciones de salud. Tal vez requiera información adicional con el propósito de tener bases para el tratamiento de casos específicos.

Sida

El sida es el síndrome provocado por la infección del virus de la inmunodeficiencia humana (VIH). La enfermedad provoca que se debilite el sistema inmunológico. Las personas con sida son propensas a contraer cáncer e infecciones.

Advertencia: Si usted tiene una condición contagiosa, como herpes o un resfriado, no aplique un masaje a una persona con sida. Por otra parte, debido a que el sida sólo se transmite por medio de la sangre y las secreciones del cuerpo, no hay ninguna razón para rechazar a un paciente con sida si sigue las precauciones universales.

Alergias
Una alergia es una sensibilidad excesiva a una sustancia.
Advertencia: Compruebe que el receptor no es alérgico a los aceites de la aromaterapia que usted aplique al final de la sesión. Pregunte antes de quemar incienso. Mantenga a las mascotas alejadas del receptor.

Aneurisma
Puede ocurrir un aneurisma en prácticamente cualquier arteria del cuerpo, pero el cerebro, el pecho y el abdomen son los lugares más frecuentes de un aneurisma fatal. El aneurisma es una enfermedad de las arterias que ocurre cuando se padece arteriosclerosis. Un aneurisma es una dilatación localizada de un vaso sanguíneo provocada por una enfermedad o debilitamiento de la pared arterial.
Advertencia: Si el receptor tiene un aneurisma aórtico abdominal, no presione su abdomen. En caso de un aneurisma cerebral o torácico, es obvio que no se deben oprimir el cráneo o el tórax. Sin embargo, sería más seguro, sobre todo en el caso de un aneurisma cerebral, evitar ejercicios o posturas invertidos que bloqueen la respiración, con lo cual aumenta la presión sanguínea en el cerebro.

Arteriosclerosis
La arteriosclerosis es el engrosamiento de las paredes de las arterias, el cual provoca una circulación sanguínea

problemática. Cuando las paredes de las arterias se engruesan pueden obstruir la circulación de la sangre hacia el corazón y provocar un padecimiento cardiaco. La arteriosclerosis también puede afectar los vasos sanguíneos del cerebro y provocar un derrame cerebral. La condición es producida por el colesterol elevado. Debido a que la sangre es la principal proveedora de nutrientes y oxígeno para el cuerpo, la arteriosclerosis puede provocar muchos daños corporales.

Advertencia: Evite las posturas invertidas, la compresión de un área durante mucho tiempo y presionar las arterias principales: la carótida en el cuello, la femoral en la pelvis y la braquial cerca de la axila.

Problemas en las articulaciones
Entre los problemas en las articulaciones está cualquier inestabilidad causada por daños en los ligamentos, los meniscos, la bolsa sinovial y los huesos. Algunos ejemplos de problemas en las articulaciones son la artritis gotosa, el rompimiento de los meniscos, la torcedura de la rodilla y la torcedura del tobillo.

Advertencia: Aplique un masaje suave en una articulación afectada. Nunca aplique presión al área con problemas.

Cáncer
El cáncer es el desarrollo de células anormales que se puede extender a todas partes del cuerpo. Si el cáncer ha afectado los huesos, se vuelven frágiles y se rompen con facilidad.

Advertencia: Las precauciones para fortificar a un receptor con cáncer son las mismas que para la osteoporosis; evite los movimientos vigorosos y aplicar demasiada presión directa. Tenga especial cuidado al fortificar la columna vertebral y el pecho de una persona con cáncer. No aplique masajes a pacientes con cáncer linfático. En todos los casos de cáncer, consulte a un médico antes de una sesión para conocer los detalles de ese caso particular.

Problemas con la espina dorsal

La columna vertebral es la cubierta protectora del sistema nervioso central, la principal red de comunicaciones que controla todas las funciones del cuerpo. Los problemas más amenazadores ocurren cuando existe inestabilidad entre las vértebras de la columna vertebral.

Dentro del área de las vértebras cervicales, las primeras siete a partir de la base del cráneo, existen dos grupos de arterias que funcionan como los principales proveedores de sangre y oxígeno para el cerebro. Las arterias vertebrales pasan por la parte posterior del cuello y las arterias carótidas recorren la parte delantera del cuello. Cualquier perjuicio en las vértebras o en las arterias cervicales puede provocar un daño permanente al sistema nervioso central. Algunos problemas en la columna vertebral son la hernia cervical, la artrosis, la osteoporosis y el cáncer.

Advertencia: Evite todas las posturas del masaje tailandés con yoga que induzcan movimientos en la columna vertebral, en particular todos los ejercicios invertidos. En este caso se puede aplicar un buena fortificación mediante presión con las palmas y los pulgares en las líneas sen. Conforme envejecemos, somos más propensos a padecer problemas en la columna vertebral, de modo que tenga cuidado con los pacientes mayores de edad.

Estreñimiento

El estreñimiento es un desajuste en los intestinos que provoca congestión en el colon y vuelve las evacuaciones muy difíciles o poco frecuentes. Un masaje en el sentido de las manecillas del reloj sobre el abdomen es bueno para estimular la evacuación de los intestinos.

Advertencia: No toque el abdomen en caso de dolor de estómago intenso.

Diarrea
La diarrea es un desajuste en los intestinos que provoca evacuaciones muy frecuentes y acuosas. Se recomienda un buen masaje en espalda, porque los receptores que tienen diarrea pueden sufrir de dolor de espalda.

Advertencia: No trate de fortificar el abdomen.

Dislocación
Una dislocación es la colocación anormal de un hueso en relación con su articulación. Se suele producir una dislocación debido a un movimiento abrupto o al extender o estirar en exceso una articulación.

Advertencia: No trate de fortificar un área de dislocación. No estire en exceso.

Fractura
Una fractura es la ruptura o el resquebrajamiento de un hueso o un cartílago. Ciertas condiciones, como la osteoporosis y el cáncer invasor, vuelven los huesos más frágiles y fáciles de romper.

Advertencia: No trate de fortificar un hueso fracturado, porque puede provocar que se muevan las partes rotas, con lo cual se daña el tejido circundante y se retrasa el proceso curativo.

Hemofilia
La hemofilia es una enfermedad rara en la cual la san-

gre tarda en coagularse. La enfermedad afecta casi exclusivamente a los hombres.

Advertencia: Nunca trate de fortificar a pacientes con hemofilia. Masajear a una persona con esta enfermedad puede generar sangrado externo o interno. Cualquiera de estas condiciones puede ser muy peligrosa para la persona.

Hernia

Una hernia es una protuberancia de un órgano u otra estructura del cuerpo a través de la pared que suele contenerla. Las hernias más comunes ocurren en los discos de la columna vertebral y en la pared abdominal.

Advertencia: En el caso de una hernia en los discos de la columna vertebral, evite todas las posturas que flexionen o extiendan la columna, como la Cobra, el Arco lateral y la Langosta. En el caso de una hernia en la pared abdominal, evite cualquier flexión o extensión del abdomen o la cadera.

Presión sanguínea alta

Una lectura normal de la presión sanguínea para un adulto es de alrededor de 120 sistólica/80 diastólica. La presión sanguínea elevada es un factor de riesgo importante para un ataque cardiaco y una embolia. Este padecimiento daña las arterias.

Advertencia: No realice posturas invertidas, como el Arado, la Pose antigravitacional y demás. Nunca fortifique a una persona cuya presión sanguínea no esté bajo control, a menos que sólo ofrezca un masaje suave y tranquilizador por las líneas sen.

Menstruación

El masaje tailandés con yoga puede ser útil para aliviar los retortijones durante la menstruación.

Advertencia: No realice posturas invertidas durante la menstruación, evite presionar la parte baja del abdomen durante el masaje abdominal y no fortifique los marmas (puntos de presión).

Heridas y cortadas abiertas

Considere heridas y cortadas abiertas todas las aberturas anormales de la piel.

Advertencia: Compruebe que todas las heridas estén cubiertas de manera adecuada antes de iniciar una sesión. No estire el área alrededor de las heridas, porque esto puede evitar la curación o provocar que se reabran.

Osteoporosis

La osteoporosis es una condición en la cual los huesos de las personas mayores se rompen y no son reemplazados adecuadamente por nuevo tejido óseo. Los huesos de una persona se vuelven porosos, frágiles, y tienden a romperse. Se suele llamar a la osteoporosis el "asesino silencioso", porque avanza sin producir dolor y no se diagnostica hasta que ocurre una fractura. Según la Sociedad de Osteoporosis de Canadá, una de cada cuatro mujeres y uno de cada ocho hombres mayores de 50 años son propensos a la osteoporosis.

Advertencia: Evite los movimientos vigorosos y aplicar demasiada presión directa, porque puede provocar que se rompa o fracture un hueso. En especial tenga cuidado al fortificar la columna vertebral y el pecho.

Flebitis

La flebitis, o trombosis de una vena profunda, es una enfermedad que provoca obstrucciones en las venas.

Advertencia: Nunca trate de fortificar un área con flebitis, porque puede desplazar el coágulo a otra zona.

Embarazo
Durante el embarazo, el nivel de progesterona de una mujer es más alto de lo normal. El embarazo provoca que se relajen los ligamentos de una mujer y se vuelvan menos rígidos; como resultado, es más fácil que se dañen las articulaciones y los músculos al estirarse y masajear. Una forma suave del masaje tailandés con yoga ayuda a reducir los retortijones y los dolores de parto en la parte baja de la espalda y las piernas.

Advertencia: Tenga cuidado de no estirar en exceso y no aplicar presión en el útero. No fortifique los marmas (puntos de presión) ni aplique posturas invertidas. A partir del segundo trimestre, una mujer embarazada no debe estar acostada sobre su espalda demasiado tiempo. El útero y el bebé son pesados para el abdomen y pueden comprimir la vena cava, la vena principal en la espalda, con lo cual disminuye el regreso de la sangre al corazón y se reduce la presión sanguínea de la mujer. Una disminución en la presión sanguínea reduce la cantidad de sangre y oxígeno que llegan al bebé. Casi todas las mujeres embarazadas por instinto cambian a una posición de lado y recostarse sobre el lado izquierdo ofrece la circulación más eficaz para el útero. Esta posición reduce la compresión de la vena cava.

Artritis reumatoide
La artritis reumatoide es una inflamación de las articulaciones que pone en peligro la estabilidad del hueso. La inflamación provoca daño en la articulación, deformidades en los alrededores y deterioro de la bolsa sinovial y los ligamentos. Si el practicante no tiene cuidado puede

dislocar la articulación del receptor y lastimar o romper las arterias o los nervios. El daño a las arterias puede obstruir la circulación de la sangre y el daño a los nervios puede provocar parálisis.

Cuando la artritis reumatoide modifica la columna vertebral, se puede alterar la relación entre las vértebras. Esto puede obstruir el canal cervical y apretar la médula espinal, lo cual puede provocar una lesión (sobre todo en el área cervical).

Advertencia: Nunca fortifique a pacientes con artritis reumatoide a menos que cuente con la aprobación de su médico.

Enfermedades de la piel

Se consideran como todas tales las condiciones anormales de la piel. Entre las no contagiosas están el acné, el eccema y las alergias. Entre las contagiosas están el pie de atleta y la varicela.

Advertencia: Evite fortificar el área infectada, excepto en los casos de pie de atleta, donde puede cubrir los pies con un par de calcetines.

Cirugía

Advertencia: No aplique un masaje tailandés con yoga en un área operada durante cuando menos de uno a tres meses, dependiendo de la naturaleza de la cirugía. El masaje puede retardar el proceso curativo y provocar que se rompan las suturas.

Venas varicosas

Una vena varicosa es la que se encuentra anormalmente dilatada y ha perdido una parte de su capacidad para devolver la sangre al corazón. Puede convertirse en flebitis.

Advertencia: No aplique presión directa en las venas varicosas; masajear los tejidos circundantes puede mejorar la circulación a nivel local.

Los conceptos resumidos en la primera parte le servirán como guía para realizar con confianza, delicadeza y tranquilidad mental una sesión de masaje tailandés con yoga. Después de esta introducción de las bases teóricas y del movimiento, pasemos a aprender las posturas y el flujo de las transiciones durante la práctica.

Parte II
LA PRÁCTICA

5. INTRODUCCIÓN

Bienvenido a la sección de práctica de este libro. Los capítulos siguientes lo conducirán por una sesión básica de masaje tailandés con yoga. Se presenta cada postura del masaje con toda claridad y se proporcionan instrucciones para una ejecución completa y segura. También se indican los beneficios, las precauciones y las adaptaciones para comodidad del receptor.

Los capítulos y las posturas están organizados de acuerdo con la estructura de un masaje tailandés con yoga en todo el cuerpo y se presentan según los dos niveles del masaje: básico y ampliado. Una sesión básica dura aproximadamente una hora y media e incluye todas las posturas del capítulo, excepto las que comienzan con un §. Para una sesión ampliada de aproximadamente 2.5 horas, incluya las posturas indicadas por el símbolo §.

La sesión comienza con las posturas sentado y después pasa a los ejercicios de uno y dos pies, la fortificación sen de las piernas y los ejercicios de una sola pierna. Después aparecen las posturas de costado, las posturas recostado y los ejercicios con las dos piernas. La sesión termina con un masaje relajante del abdomen, el pecho, los brazos, las manos y el rostro.

Es útil recordar que cada presión con las palmas o los pulgares sobre los pies, las piernas, el abdomen, el pecho, los brazos, las manos y el rostro produce un efecto en las líneas sen. Muchas de las posturas del masaje tailandés con yoga practicadas aquí actúan en varias líneas de energía al mismo tiempo. Cuando las posturas se complementan de manera adecuada con las técnicas de presión con las palmas y los pulgares se logra una fortificación completa.

Como se señaló en el capítulo 2, el ritmo y la intensidad de cada postura se relaciona con tres principios ayurvédicos esenciales. Para los receptores dominados por la vata, el método debe ser lento y suave; para quienes tienen naturaleza pitta debe ser poco vigoroso y relajante, y para los receptores kapha el masaje debe ser enérgico e intenso.

Conforme practique estas posturas debe tener conciencia de mantener una de las principales: Diamante, Diamante abierto, Diamante de rodillas, Gato 1, Gato 2, Gato 3, postura del Guerrero, postura del Arquero o postura de Tai Chi. Al aplicar una técnica, no importa cuán sutil, recuerde siempre los métodos de la danza oscilante rítmica de oscilación de bambú, hacia delante, y la de remolino.

Como nota final, recuerde realizar su práctica con desenvoltura. Participe con naturalidad, diviértase, y recuerde siempre su sonrisa interior. Qué privilegio es ayudar a los demás y expresar la aplicación física de la metta en movimiento.

6. POSTURAS SENTADO

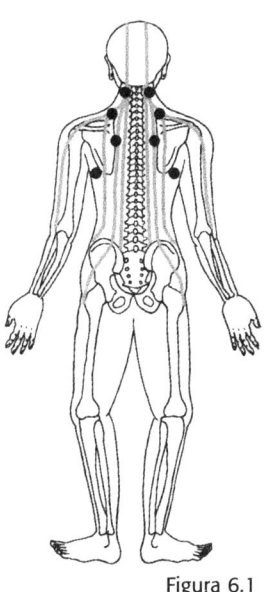

Figura 6.1

Debido a que en Occidente pasamos mucho tiempo sentados, a menudo en trabajos de oficina, nuestra tensión física tiende a acumularse de manera notoria en la parte superior del cuerpo y el área del cuello. Como dice el refrán, "cargamos al mundo sobre nuestros hombros", y esa es una carga muy difícil de soportar. Por esa razón, el método de la Palma del loto del masaje tailandés con yoga comienza con la posición sentado para atender primero los hombros y abrir la parte superior del cuerpo.

La figura 6.1 muestra los puntos de tensión y los puntos vitales, o marmas, en los hombros y los omóplatos. Desplácese por las líneas sen indicadas y escuche con sus manos. (Las líneas sen aparecen en gris; consulte las líneas sen con mayor detalle en las páginas 26-31.) Frote, apriete y alivie cualquier área de tensión que descubra durante la sesión. No utilice movimientos bruscos y evite sobre todo la infame maniobra de tronar el cuello.

Namaskar

El masaje tailandés con yoga comienza con el centrado: concentrar las ideas y el espíritu en el momento presente y crear un espacio sagrado. El practicante se pone de pie detrás del receptor, quien se sienta cómodo con las piernas cruzadas, o bien, con las piernas extendidas. Las manos del receptor deben descansar en sus muslos. El practicante une sus palmas en posición de oración. Cierra los ojos con suavidad (figura 6.2).

El propósito del centrado es adoptar una actitud de atención, para permitir la práctica de la conciencia momento a momento. Se disipan las distracciones y las ideas negativas. Con toda conciencia, el practicante invita a una conexión con el receptor y con el espíritu del masaje tailandés con yoga. Estrechamente relacionada con la práctica de la conciencia está la práctica de la metta, la bondad amorosa. El mensaje completo se transmite con la conciencia y la metta. Estos dos elementos distinguen el masaje tailandés con yoga como una experiencia espiritual profunda, y amorosamente meditativa.

Adaptación: Si el receptor no está cómodo sentado en el piso, puede invitarlo a hacerlo sobre una almohada.

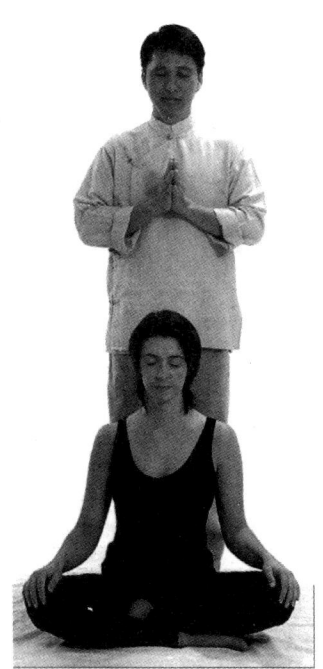

Figura 6.2

Palmas en los hombros

En la postura de Tai Chi, apoye la espalda del receptor con la parte lateral de su pierna derecha (músculo tibialis anterior). Observe que el talón derecho apunta hacia fuera y los dedos apuntan ligeramente hacia dentro para que la parte carnosa de la pierna sostenga la espalda del receptor. Compruebe que el receptor esté bien apoyado y que su espalda esté alineada.

Ponga sus palmas sobre los hombros del receptor, mantenga rectos sus brazos y su espalda y apoye su peso en los hombros del receptor. El punto de contacto es el músculo trapecio, no la clavícula. Utilice la oscilación hacia adelante para frotar los hombros con las palmas. La dirección de la presión es recta hacia abajo (figura 6.3).

Adaptación: Por comodidad, puede poner una almohada entre su pierna y la espalda del receptor.

Beneficios: Alivia la tensión en los músculos trapecio y aumenta la movilidad del hombro y el cuello.

Advertencia: Evite presionar sobre los huesos (la clavícula y el húmero), porque puede ser doloroso.

Recomendada para: Vata y pitta.

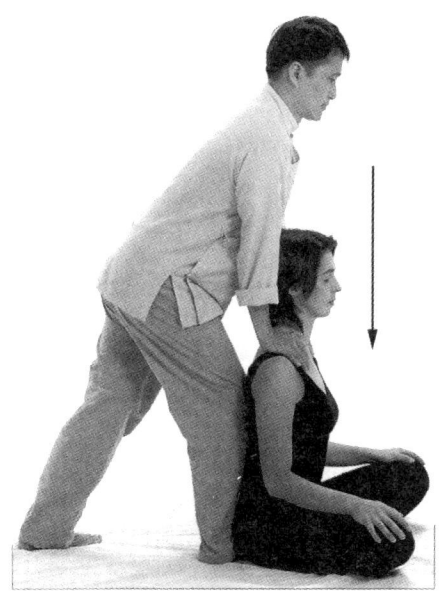

Figura 6.3

Rodillo

Desde la postura Tai Chi, muévase a la postura Diamante arrodillado mientras sigue sosteniendo la espalda del receptor con sus manos. Después muévase a la postura del Guerrero, y mantenga el contacto con la espalda del receptor mientras desliza su pierna izquierda bajo el brazo izquierdo del receptor.

Utilice su mano izquierda para mover suavemente la cabeza del receptor hacia su hombro izquierdo, y exponga y estire con suavidad el músculo trapecio derecho. Aplique una oscilación hacia adelante y deslice su antebrazo derecho por el músculo trapecio superior derecho, desde la base del cuello hasta el hombro (figura 6.4).

Pase a la Cara de vaca 1.

Adaptación: Por comodidad, puede colocar una almohada entre su muslo y la espalda del receptor. Esto aportará una separación cómoda entre sus cuerpos.

Beneficios: Alivia la tensión en los músculos trapecio y relaja los hombros.

Advertencia: Evite deslizar su antebrazo sobre los huesos (clavícula o húmero).

Recomendada para: Vata y pitta.

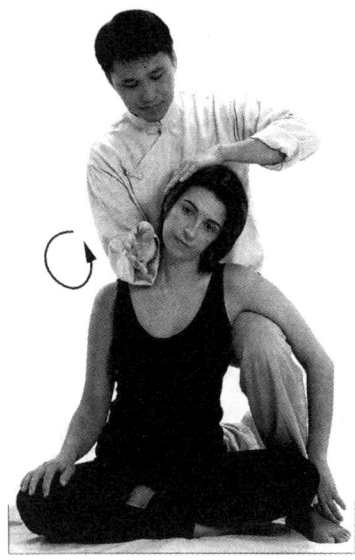

Figura 6.4

Cara de vaca 1

Quédese en la postura del Guerrero, utilice su mano derecha para tomar por abajo el codo derecho del receptor y la izquierda para sostener la mano derecha del receptor. Levante y gire el brazo superior para calentar el hombro (figura 6.5).

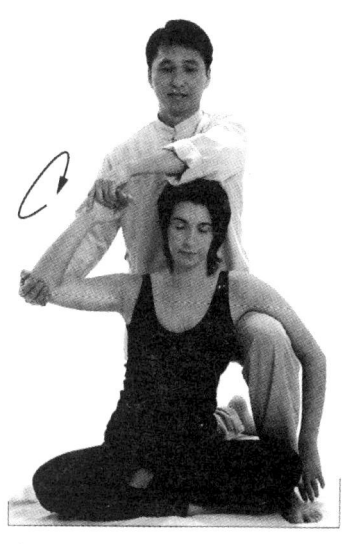

Figura 6.5

Lleve el codo del receptor por arriba de la cabeza, y deje que la mano caiga detrás de su cabeza. Con ambas manos, jale poco a poco el codo hacia el centro del torso de usted para estirar los músculos tríceps (figura 6.6). Mantenga el codo del receptor en su torso con su mano izquierda. Utilice su mano derecha para apretar los músculos tríceps, y desplácese desde el codo hacia abajo hasta la axila (figura 6.7). Libere lentamente, y regrese el brazo del receptor hasta su muslo.

Si el receptor es muy flexible en la Cara de vaca 1, la Bomba de agua y la Cara de vaca 2 son buenas continuaciones. Si el hombro y el brazo del receptor no son tan flexibles, repita el Rodillo y la Cara de vaca 1 en el otro lado antes de pasar al Masaje en el cuello. Recuerde que debe invertir su postura para aplicar estas posturas en el lado opuesto.

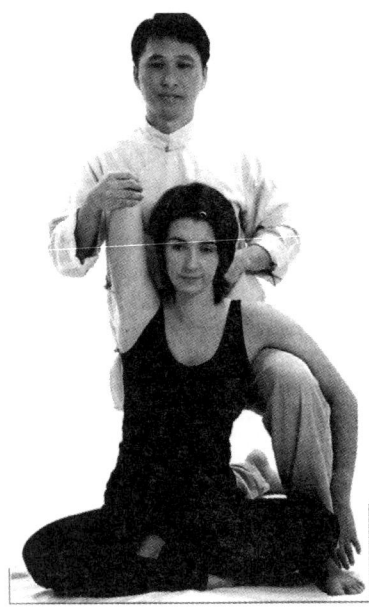

Figura 6.6

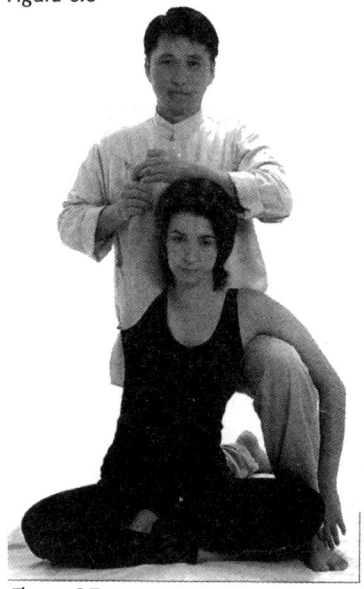

Figura 6.7

Beneficios: Moviliza los omóplatos y los hombros; extiende y relaja el tríceps.

Error común: El practicante levanta la rodilla equivocada en la postura del Guerrero. Compruebe que la rodilla levantada sostiene el lado opuesto al brazo en el que trabaja. Esto evitará que el receptor caiga de lado.

Advertencia: Tenga cuidado de no extender en exceso la espalda al estirar mucho los brazos. Evite apretar la axila, lo cual irrita los nodos de la linfa (y le hace cosquillas al receptor). Tenga cuidado de no rasguñar la piel del receptor con sus uñas.

Recomendada para: Vata y pitta.

Bomba de agua

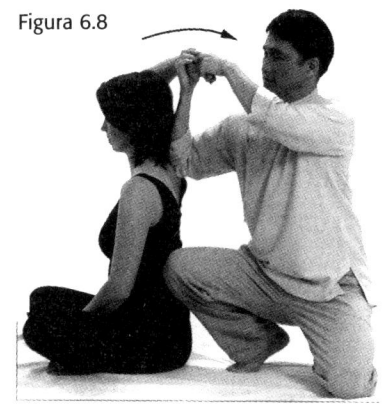

Figura 6.8

La Bomba de agua fortifica el área entre el omóplato y la columna vertebral, la cual cariñosamente denomino el área "Oh, se siente magnífico". Esta postura es una versión más fuerte de la Cara de vaca 1.

Mantenga elevado el brazo derecho del receptor, pase a la postura del Arquero, con su rodilla derecha sosteniendo el lado izquierdo de la espalda del receptor. Ponga su codo derecho sobre el músculo trapecio derecho del receptor, cerca del cuello. Utilice su mano derecha para asir la muñeca derecha del receptor. Sostenga la mano del receptor con la mano izquierda de usted.

Presione con el codo el área entre el omóplato y la columna vertebral mientras jala hacia sí el brazo del receptor, como si bombeara agua (figura 6.8). Presione con el codo el área desde la parte superior hasta la parte inferior del omóplato. *Pase a la Cara de vaca 2.*

Adaptación: Una almohada le ayuda a suavizar la sensación de la rodilla contra la espalda.

Beneficios: Aporta tracción al húmero, al estirar los músculos tríceps y fortifica los músculos a un lado de los omóplatos.

Advertencia: Esta postura proporciona un estiramiento profundo y sólo debe usarse si la Cara de vaca 1 se aplica sin resistencia. Tenga cuidado de no frotar la columna vertebral con el codo.

Recomendada para: Kapha.

Cara de vaca 2

Alterne la postura del Arquero al moverse sobre su otra rodilla. Ponga el brazo del receptor tras su espalda en un candado tipo "FBI". Al mismo tiempo lleve el brazo elevado tras la espalda del receptor y sostenga la mano contra la parte inferior de la espalda con su propia rodilla izquierda.

Tome el hombro derecho del receptor con su mano izquierda y presione detrás del omóplato con su pulgar izquierdo (figura 6.9). (En este punto, el receptor suele exclamar algo como "Oh, esto es estupendo") Poco a poco muévase de la parte superior a la parte inferior del omóplato.

Repita todas las posturas desde el Rodillo hasta la Cara de vaca 2 en el lado opuesto.

Beneficios: Proporciona masaje profundo en los músculos subescapular y romboide, que son áreas donde suele acumularse la tensión; aumenta el rango de movimiento de los hombros y los brazos.

Recomendada para: Vata, pitta y kapha.

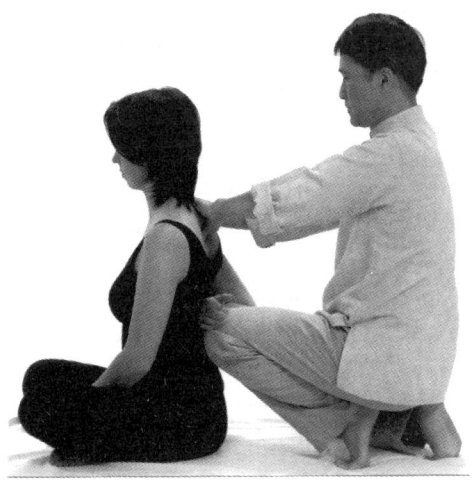

Figura 6.9

Masaje en el cuello

Pase a la postura de Diamante abierto. Acérquese al cuerpo del receptor y deje que se apoye en usted por completo.

Empuje la cabeza del receptor ligeramente hacia delante para exponer y estirar el cuello. Entrelace sus dedos y aplique un masaje en el cuello al apretar con suavidad con la parte carnosa de sus palmas (figura 6.10).

Mantenga sus manos en la misma posición entrelazada, oscile hacia adelante y utilice sus pulgares para masajear los músculos del cuello por las vértebras cervicales (figura 6.11). Fortifique estos músculos como si levantara un gato por el cuello.

Pase a la Almohada de jade si aplica un masaje ampliado; en caso contrario, pase a la postura del Champú.

Adaptación: Por comodidad, puede poner una almohada entre su cuerpo y el del receptor. Esto proporciona una separación respetuosa, y puede ser importante para los receptores con un historial conocido de abuso sexual.

Beneficios: Tonifica los músculos cervicales y del plexo braquial, en donde están las raíces del nervio hacia el cuello, las extremidades superiores, y la parte superior del torso; alivia la tensión en el cuello, los hombros y la parte superior de la espalda; alivia los dolores de cabeza y las náuseas.

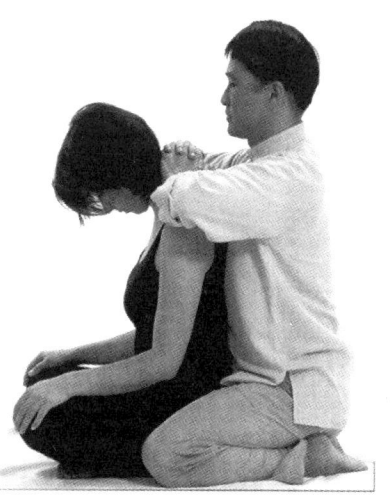

Figura 6.10

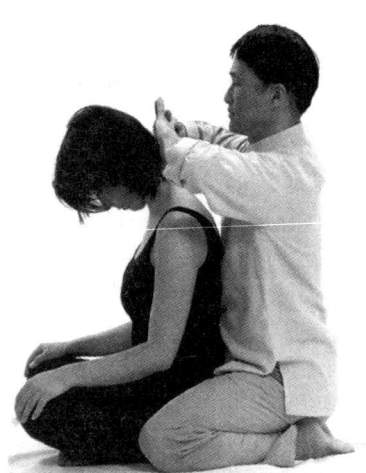

Advertencia: Tenga cuidado de no apretar los lados del cuello. Comprimir el músculo esternocleidomastoideo de este modo puede resultar muy incómodo. Tenga cuidado de no apretar la columna vertebral.

Recomendada para: Vata y pitta.

Figura 6.11

Almohada de jade

De la postura de Diamante abierto pase al lado derecho del receptor y adopte la postura del Guerrero, con su rodilla izquierda levantada. Sostenga la espalda del receptor con la parte inferior de su pantorrilla izquierda. El torso de usted y del receptor están perpendiculares.

Sostenga la frente del receptor con su mano derecha. Utilice la mano izquierda, y aplique una presión moderada con el pulgar por la base del cráneo (figura 6.12).

En un movimiento fluido, deslícese hacia el lado izquierdo del receptor, elevando su rodilla derecha. (Esto requiere práctica.) Repita el masaje de la Almohada de jade en el otro lado y luego pase a la postura del Champú.

Beneficios: Estimula los nervios occipitales en la base del cráneo, lo cual relaja el cráneo y la frente; da masaje a las arterias y a los nodos linfáticos, al proporcionar circulación a toda la cabeza. Este masaje es bueno para aliviar dolores de cabeza y eliminar una congestión o una pesadez en la cabeza.

Advertencia: Tenga cuidado de no aplicar demasiada presión. Evite presionar sobre la arteria carótida, ubicada detrás de la oreja.

Recomendada para: Para vata, pitta y kapha.

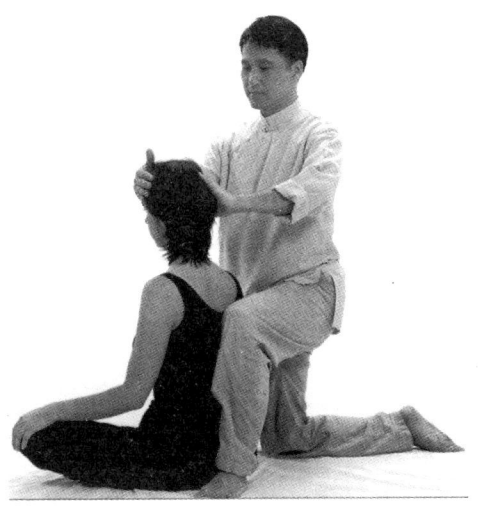

Figura 6.12

Champú

Pase a la postura de Diamante arrodillado. Sostenga al receptor con su torso y aplique un masaje al cuero cabelludo con la punta de sus dedos, como si extendiera champú por su cabello (figura 6.13).

Adaptación: Por comodidad, puede poner una almohada entre su cuerpo y el del receptor.

Beneficios: Estimula el cuero cabelludo y las raíces del cabello; fortalece el cabello y libera la tensión alrededor de la cabeza.

Recomendada para: Vata, pitta, y kapha.

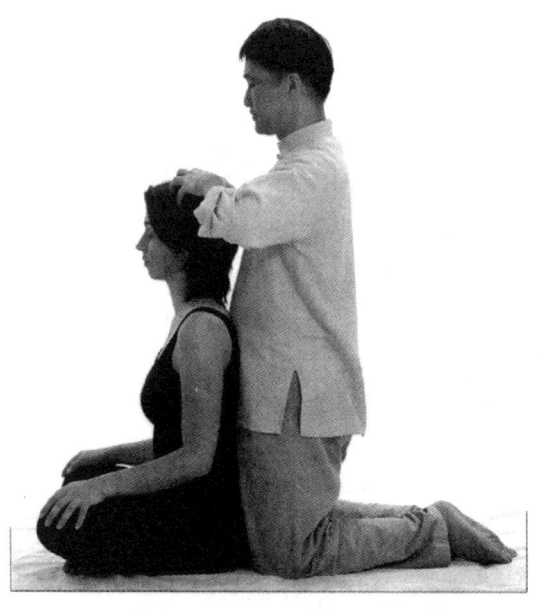

Figura 6.13

Estiramiento pectoral doble

Tome por los codos los brazos del receptor; levántelos y entrelace los dedos detrás de la cabeza. Sostenga la cabeza del receptor con sus manos y pase a la postura del Guerrero, con la rodilla derecha levantada (figura 6.14). Sostenga la columna vertebral del receptor con su pierna derecha.

Tome los codos desde abajo e indique al receptor que inhale. Pida al receptor que exhale mientras lo jala poco a poco hacia atrás, de modo que su espalda se doble sobre la rodilla de usted (figura 6.15). Manténgase en esta posición durante dos respiraciones y luego ayúdelo a regresar a la postura inicial sentado. Desenrede los dedos del receptor y guíe sus brazos con suavidad hasta sus muslos. Pase a la postura de Bote de remos, o a la de Oración si efectúa un masaje tailandés con yoga básico.

Adaptación: Por comodidad, puede poner una almohada entre su pierna y la espalda del receptor.

Beneficios: Estira los músculos del tórax y alivia la congestión y la tensión del pecho; aumenta la movilidad de los hombros y los omóplatos; también alivia la tensión en los músculos pectorales y tríceps.

Recomendada para: Kapha.

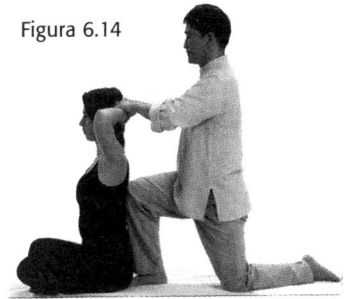

Figura 6.14

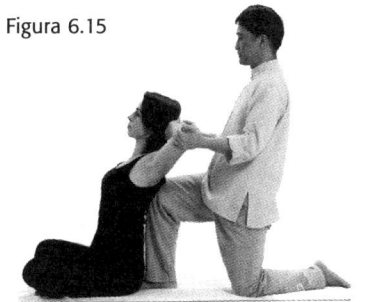

Figura 6.15

Bote de remos

De la postura del Guerrero pase a la postura del Diamante arrodillado. Tome los codos del receptor y deje que las manos caigan a un lado de sus caderas. Sostenga los hombros del receptor con las manos de usted. Cruce las piernas detrás de usted y siéntese con las piernas cruzadas (figura 6.16).

Ponga sus pies en la parte inferior de la espalda del receptor, con sus dedos en los omóplatos. Tome las muñecas del receptor y levante y extienda con suavidad los brazos hacia afuera, como si dirigiera una orquesta (figura 6.17). Doble sus rodillas y deje que el receptor doble hacia atrás la parte superior de la espalda (figura 6.18).

Estire sus piernas para regresar al receptor con suavidad hasta que su espalda quede recta.

Repita dos veces, y mueva su pie hacia abajo de la espalda aproximadamente una pulgada cada vez.

Beneficios: Ayuda a relajar la espalda después de estar sentado; la fortalece al sostener al receptor en una postura erguida adecuada.

Advertencia: Tenga cuidado de no jalar demasiado los brazos, porque esto puede provocar incomodidad en los músculos de los hombros y pectorales.

Recomendada para: Kapha, y para vata si se aplica con suavidad.

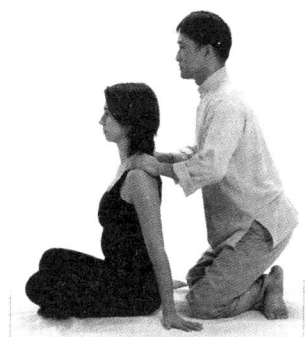

Figura 6.16

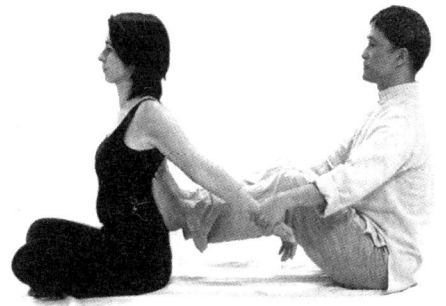

Figura 6.17

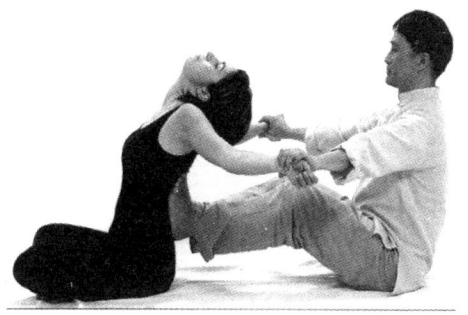

Figura 6.18

Postura de Oración (palmas en la espalda)

Se requiere una transición especial para pasar de la postura de Bote de remos como preparación para la postura de Oración. Mientras sostiene las muñecas, retire sus pies de la espalda del receptor y cruce las piernas frente a usted, como si se preparara para meditar sentado (figura 6.19). Baje sus rodillas y adopte la postura del Guerrero, con la pierna derecha levantada, mientras al mismo tiempo desliza las manos bajo los codos del receptor para levantar sus brazos (figura 6.20).

Con el impulso hacia arriba, incline hacia adelante al receptor a la altura de la cintura, con los brazos extendidos (figura 6.21). Esta transición debe hacerse en un movimiento fluido. La práctica hace al maestro.

Si pasa a la postura de Oración desde un estiramiento pectoral doble, empuje suavemente al receptor hacia delante a la altura de la cintura, con los brazos extendidos también hacia delante (figura 6.21).

Presione con las palmas hacia arriba y hacia abajo de los músculos de la columna vertebral del receptor mediante una oscilación hacia delante (figura 6.22).

Adaptación: Si el receptor está rígido o incómodo en esta posición con las piernas cruzadas, puede extender sus piernas antes de inclinarse. Ponga un cojín o una almohada entre las piernas y el abdomen de un receptor menos flexible.

Beneficios: Relaja y alivia la tensión de la espalda; contrarresta el estiramiento de la postura de Bote de remos.

Recomendada para: Vata.

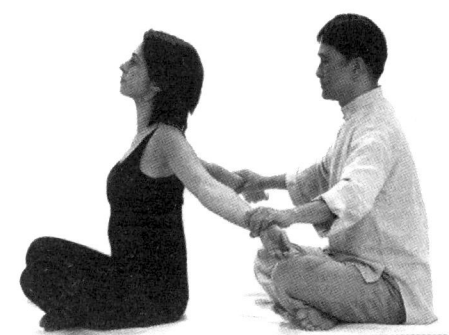

Figura 6.19

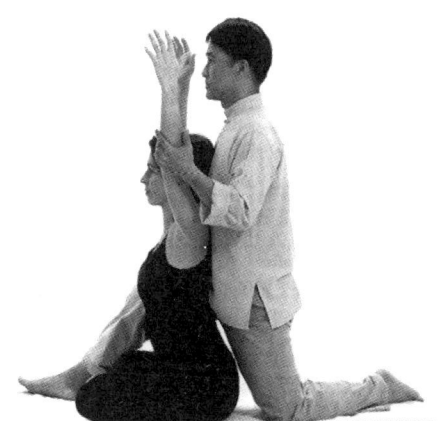

Figura 6.20

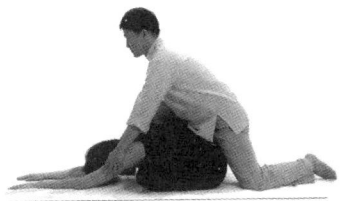

Figura 6.21

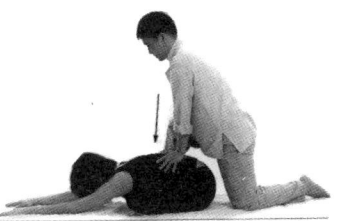

Figura 6.22

Corte en trozos

Permanezca en la postura del Guerrero con el receptor en la postura de Oración.

Junte las palmas y "corte en trozos" la espalda del receptor, con un sonido como de "aplausos" (figura 6.23).

El Corte en trozos es engañoso, porque sus manos y dedos pueden salirse fácilmente de su lugar. Encuentre el equilibrio entre una presión suave y una presión dura con sus manos. Al principio, sus manos tal vez no se queden juntas y el sonido sea débil y no se aprecie. Con bastante práctica (unos cientos de veces) lo conseguirá.

Beneficios: Libera y dispersa la tensión en la espalda.

Recomendada para: Vata.

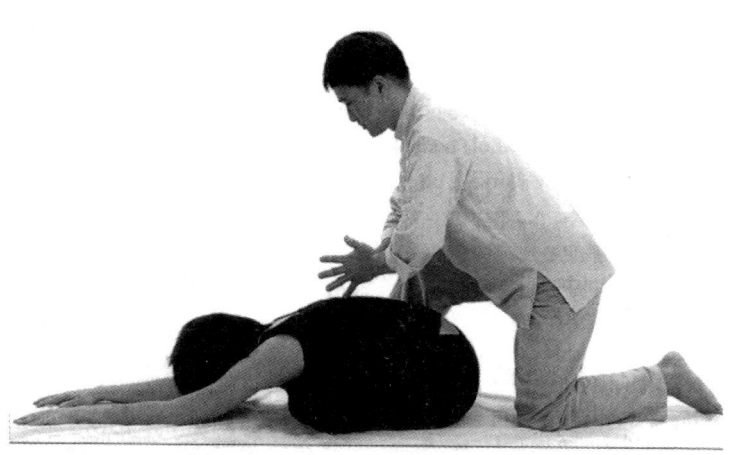

Figura 6.23

Flujo de la transición

Con el receptor en la postura de Oración y usted en la postura del Guerrero, ponga las dos manos en los hombros del receptor y jálelo hasta que quede sentado. Adopte la postura de Diamante arrodillado y y aléjese de rodillas del receptor, sosteniendo su cuello y la parte superior de su espalda. Baje con suavidad a una posición supina mientras pasa a una postura de Diamante. Una vez que el receptor esté en la posición supina, prepárese para los ejercicios de los pies al caminar hacia los pies del receptor y sentarse en la postura de Gato 1.

Esto concluye las posturas sentado. Ahora estamos listos para pasar a los ejercicios de los dos pies y de un solo pie.

7. POSTURAS DE AMBOS PIES Y DE UNO SOLO

En la ciencia de la reflexología, las diversas zonas de los pies representan diferentes regiones del cuerpo. En la planta del pie, las puntas de los dedos representan la cabeza, el empeine corresponde a los órganos internos y los talones se relacionan con el área pélvica, por mencionar algunas de las correspondencias en la reflexología. Cuando los terapeutas del masaje fortifican los pies, en realidad es para todo el cuerpo. Por ejemplo, cuando giramos el tobillo también doblamos la columna vertebral; al fortificar el empeine estimulamos el tracto digestivo. Los puntos refle-

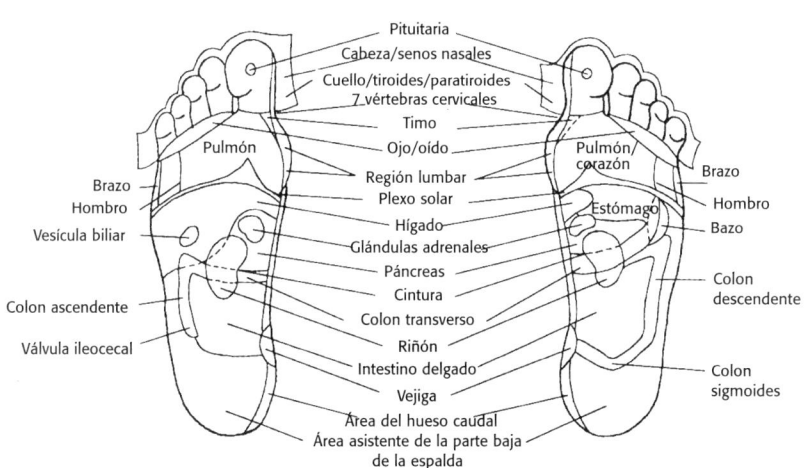

jos en los pies se presentan en la figura 7.1. Un masaje en los puntos reflejos en los pies abre todavía más el cuerpo como preparación para el resto de una sesión de masaje tailandés con yoga.

Los primeros cinco movimientos en esta parte de la sesión fortifican ambos pies al mismo tiempo. Una vez que usted llega a la rotación de pie y tobillo, realice todos los movimientos restantes sobre un pie y después cambie al otro pie.

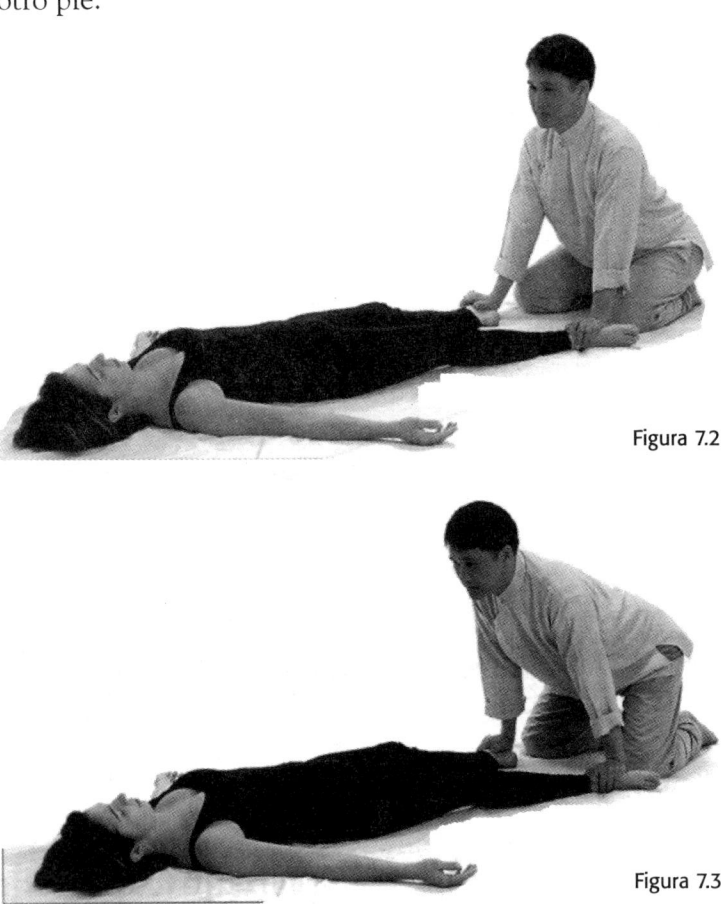

Figura 7.2

Figura 7.3

Palmas en los arcos

En la postura de Gato 1, separe los pies del receptor a la altura de los hombros. Ponga sus manos sobre los arcos del receptor y mantenga rectos la espalda y los brazos (figura 7.2).

Presione con las palmas los arcos del receptor mediante una oscilación hacia adelante en la postura del Gato 3, y apoye el peso de su cuerpo para estirar y abrir el pie (figura 7.3). Comience a cerrar hacia el talón y poco a poco presione con las palmas hacia la yema de los dedos.

Repita tres veces.

Beneficios: Estira y abre los pies y los músculos sóleo; tonifica el estómago, la vejiga, el páncreas y los riñones al fortificar los puntos de reflexología correspondientes en el pie; alivia el cansancio en los pies y en las piernas.

Advertencia: En casos de problemas en las rodillas, aplíquelo con suavidad.

Errores comunes: El practicante dobla la espalda e inclina la cabeza mientras oscila hacia adelante sobre el receptor. Es importante mantener levantada la cabeza y recta la espalda, y observar el rostro del receptor en busca de señales de incomodidad. Otro problema es separar demasiado los pies del receptor. Extender los pies más allá de la anchura de los hombros aplica una tensión indebida en las rodillas.

Recomendada para: Vata, pitta, y kapha.

Palmas en los pies (flexión plantar)

En la postura de Gato 1, ponga rectos los pies del receptor y empuje los talones para que los dedos apunten hacia usted. Ponga sus manos a los lados del pie, cerca de los tobillos.

Oscile hacia delante en la postura del Gato 3 y presione con el peso de su cuerpo (figura 7.4).

Repita tres veces.

Beneficios: Flexiona y activa los músculos gastronemius; aporta tracción para la tibia y el fémur, estira los músculos tibialis anteriores; alivia el cansancio en los pies y en las piernas; alivia la artrosis, la rigidez en los tobillos, el dolor de rodillas y el adormecimiento en las extremidades inferiores.

Recomendada para: Vata, pitta y kapha.

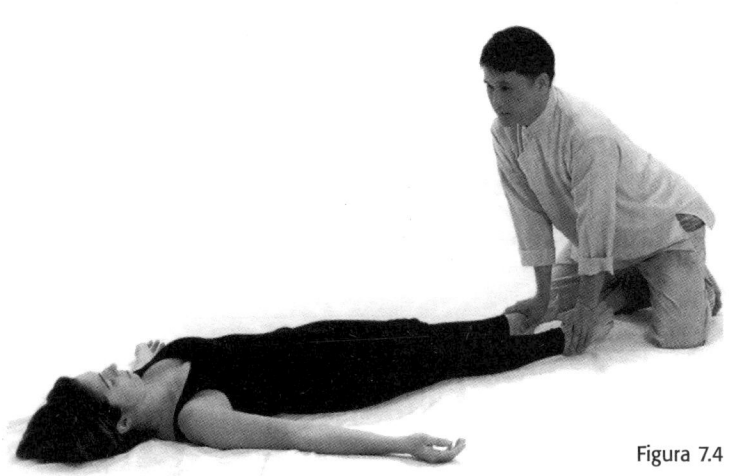

Figura 7.4

Presión de la parte carnosa del pie (flexión de la parte frontal)

Desde una postura a horcajadas, ajuste los pies del receptor para que los dedos apunten hacia arriba.

Tome los dedos de los pies del receptor. Coloque sus codos dentro de su rodillas para equilibrarse. Flexione los tobillos al apoyarse en los dedos de los pies (figura 7.5). Sostenga la posición durante diez segundos y después suelte con suavidad.

Beneficios: Estira el tendón de Aquiles y toda la parte inferior de la espalda; alivia el cansancio en los pies y en las piernas; alivia la artritis, la rigidez en los tobillos, el dolor en la parte baja del espalda y la ciática.

Recomendada para: Vata y pitta.

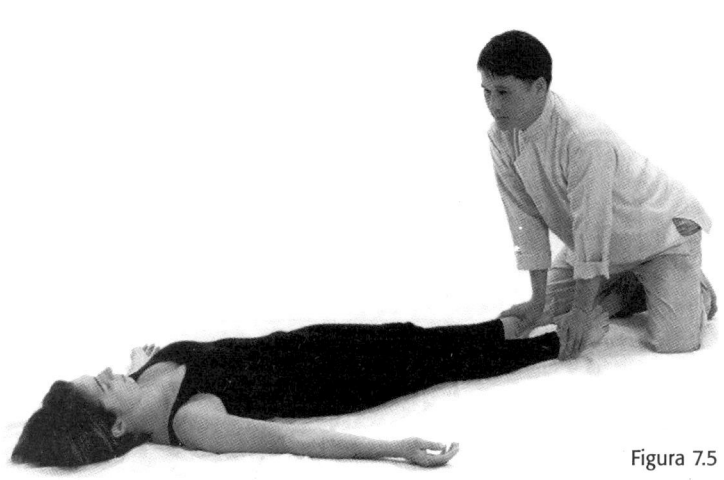

Figura 7.5

Doblez del pie

Siéntese en la postura de Diamante abierto y separe los pies del receptor a la distancia de sus hombros. Utilice sus manos para doblar de manera alterna los pies del receptor con suavidad hacia adentro, y empuje poco a poco una planta y después la otra sobre el tapete (figura 7.6). Repita este movimiento tres veces con cada pie.

Beneficios: Estira los músculos peroneos laterales; estimula la digestión al fortificar los puntos de reflexología correspondientes; alivia el cansancio en los pies y las piernas; alivia la artrosis y la rigidez en los tobillos.

Advertencia: En caso de problemas en las rodillas, proceda con suavidad. Observe también que los receptores con la rigidez en los tobillos no tienen la flexibilidad para mover sus pies hasta tocar el tapete.

Recomendada para: Vata, pitta y kapha.

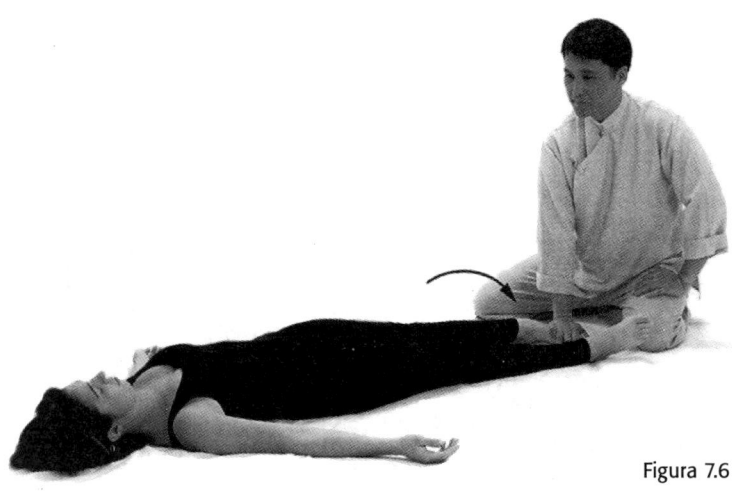

Figura 7.6

Presión con los pulgares en las sen de la planta del pie

Igual que el sol extiende sus rayos, las líneas de energía en la planta del pie se extienden desde el talón hasta la punta de cada dedo.

En la postura de Gato 1, con sus brazos y su espalda rectos, ponga sus pulgares en las plantas del receptor (figura 7.7). Oscile hacia adelante con sus pulgares para tonificar cada línea de energía en el pie. Comience con la que va al dedo pulgar y termine con la línea que va al dedo meñique. No se sorprenda si escucha ronquidos en este punto del masaje.

Beneficios: Estimula los músculos y los nervios intrínsecos de la región plantar de los pies; ayuda a equilibrar los órganos principales, las glándulas y los sistemas corporales de acuerdo con los principios de la reflexología y reduce el insomnio.

Advertencia: Evite presionar con fuerza sobre estas líneas de energía si la receptora está embarazada.

Recomendada para: Vata, pitta y kapha.

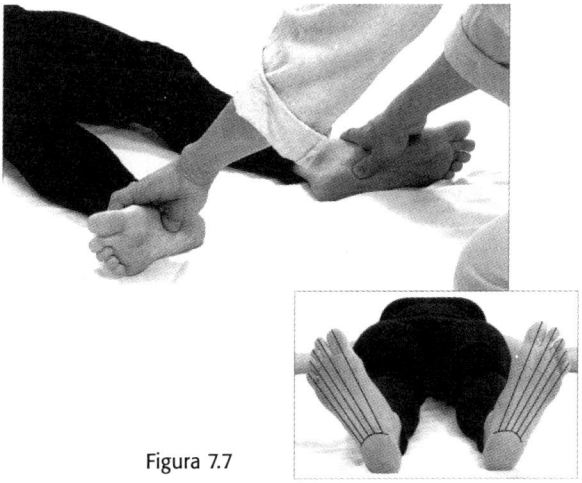

Figura 7.7

Rotación del pie y del tobillo

Siéntese en una postura de Diamante con la pierna del receptor apoyada entre sus muslos y la parte de abajo del pie del receptor cerca de su estómago. Acune el talón con una mano y utilice la otra para sostener las articulaciones de los dedos.

Mediante una oscilación de remolino, gire el tobillo en un círculo completo (figura 7.8). Repita tres veces en cada lado.

Beneficios: Moviliza las articulaciones entre los huesos del tarso y el metatarso y afloja los ligamentos en esta área (por lo general muy tensa); flexibiliza el tobillo y el pie y relaja la columna vertebral.

Error común: El pie del receptor está muy alejado del cuerpo del practicante.

Recomendada para: Vata y pitta.

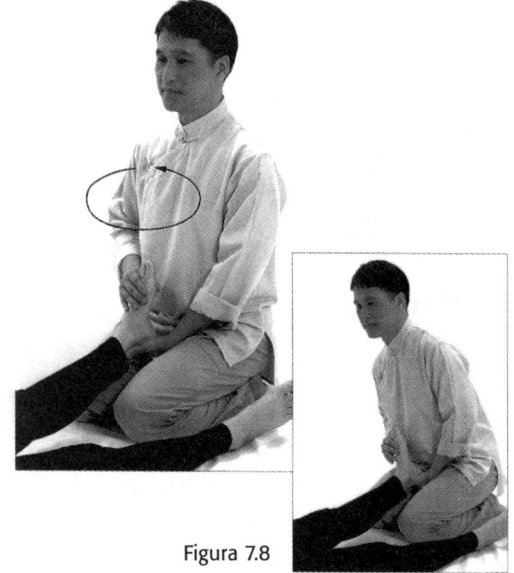

Figura 7.8

Giro vertebral del pie

Siéntese en la postura de Diamante con la pierna del receptor sobre sus muslos y el pie del receptor cerca de su estómago. Acune el talón con una mano y utilice la otra para sostener el pie por la parte superior de los dedos.

Inclínese hacia atrás, y deje que el pie gire dentro de su mano (figura 7.9). Utilice todo el peso de su cuerpo cuando se haga hacia atrás para maximizar el estiramiento. Repita en el lado opuesto del mismo pie.

Beneficios: Aporta un intenso estiramiento invertido al músculo tibialis anterior y un estiramiento de eversión a los músculos peroneo largo y corto; alivia la artrosis, la rigidez en los tobillos, la falta de flexibilidad en la columna y el insomnio.

Error común: El pie del receptor no se apoya en los muslos del practicante.

Recomendada para: Vata y pitta.

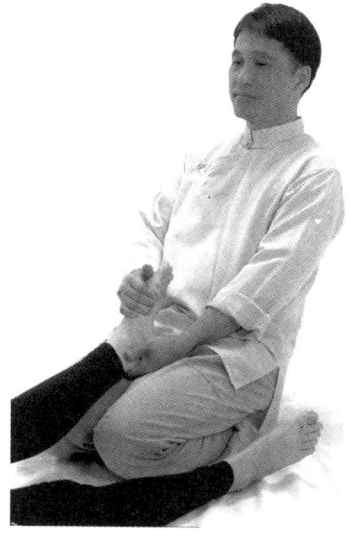

Figura 7.9

Presión con el pulgar en las sen del lado frontal

Ponga el pie del receptor sobre el tapete entre sus rodillas. En una postura de Diamante abierto, oscile hacia delante con el peso de su cuerpo para presionar con su pulgar en las líneas de energía en el lado frontal del pie (figura 7.10). Siga cada línea desde el tobillo hasta el dedo y termine con un suave apretón en cada dedo.

Beneficios: Masajea los espacios entre los huesos del metatarso, por donde pasan los nervios y las venas.

Error común: El practicante levanta sus hombros porque está a una distancia incorrecta de los pies del receptor. Relaje sus hombros.

Recomendada para: Vata, pitta y kapha.

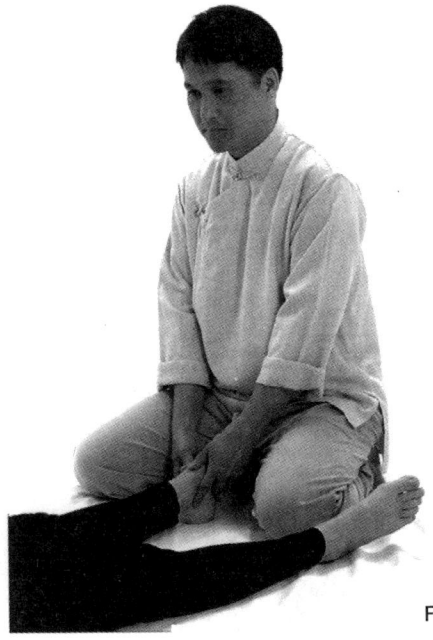

Figura 7.10

Tronido de dedos

Esta es una maniobra favorita de los masajistas tailandeses, pero no es la "preferida" de nadie, de modo que pregunte al receptor si quiere esta parte del masaje antes de continuar.

Todavía en la postura de Diamante abierto, y con el pie del receptor en el tapete entre sus rodillas. Sostenga la planta del pie con una mano. Utilice la otra para tomar firmemente cada pie mientras trabaja.

Comience con el dedo pequeño. En un movimiento rápido y firme, jale el dedo hacia usted para abrir la articulación en la base del dedo (figura 7.11). Este movimiento puede liberar burbujas de aire atrapadas en las articulaciones y provocar un "tronido".

Continúe con cada dedo.

Beneficios: Relaja los dedos y libera el ácido láctico de las articulaciones.

Advertencia: Si no escucha el tronido, no jale más fuerte.

Recomendada para: Vata.

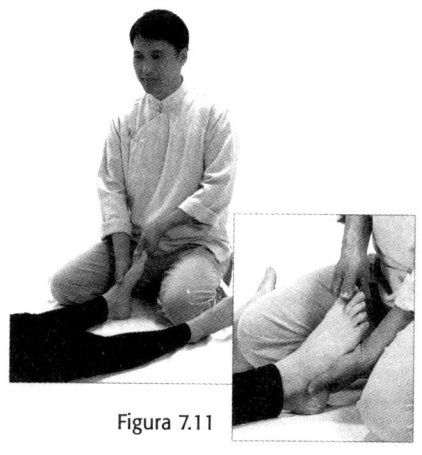

Figura 7.11

Ordeña de la vaca

Todavía en la postura de Diamante abierto, ponga el pie del receptor en el tapete entre sus rodillas. Inicie una oscilación de bambú desde sus caderas, traslade su peso de un lado a otro y utilice sus manos para apretar y frotar el pie (figuras 7.12 y 7.13).

Beneficios: Aporta un toque final relajante a los ejercicios para los pies.

Recomendada para: Vata, pitta y kapha.

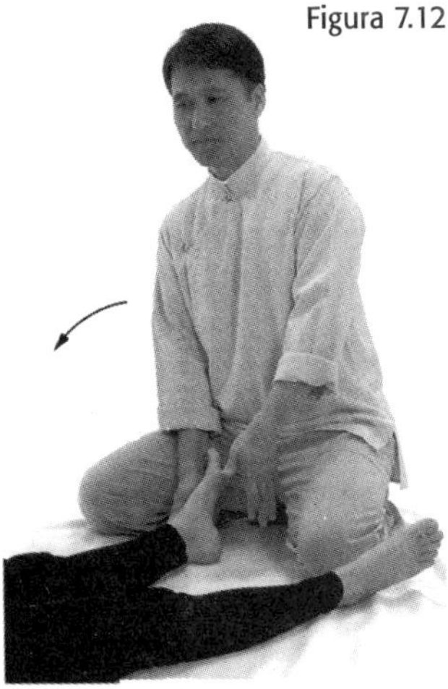

Regrese a la rotación del pie y del tobillo y aplique todos los ejercicios de un solo pie al otro. Para finalizar los ejercicios de un solo pie, acaricie todas las partes del pie del receptor y escuche los "¡oh!" y los "¡ah!".

Flujo de la transición

Pase al lado izquierdo del receptor y adopte la postura de Gato 1.

Este es el final de los ejercicios de los pies. Estamos preparados para pasar a la fortificación sen en las posturas de las dos piernas y de una sola pierna.

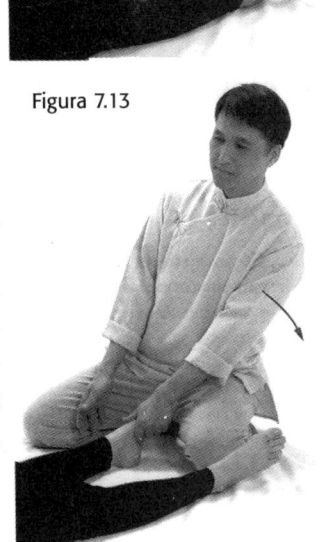

Figura 7.12

Figura 7.13

8. FORTIFICACIÓN DE LAS SEN EN LAS PIERNAS

Existen tres líneas sen que corren por la parte media de la pierna y tres que van por la parte lateral (figura 8.1). En el masaje tailandés con yoga utilizamos la técnica de presionar con las palmas y los pulgares para tonificar estas líneas de energía.

Los practicantes del masaje tailandés con yoga deben estar conscientes de la mecánica de su cuerpo, escuchar bien con sus manos y observar el rostro del receptor en busca de señales de incomodidad. En términos generales, la parte superior de la pierna en cualquier lado del muslo es más sensible que la parte inferior al aplicar presión con las palmas y los pulgares. Es posible ajustar esta diferencia al reducir la presión utilizada en la parte superior. Resulta un poco engañoso comprender la cantidad de presión que puede manejar un receptor, pero no hay

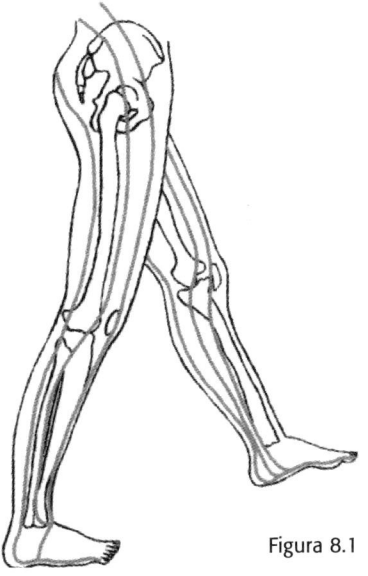

Figura 8.1

que olvidar que la necesidad de responder al rango de comodidad del receptor exige una atención completa.

Algunos de mis estudiantes se quejan de que la fortificación sen en las piernas es la parte más aburrida del masaje. Mi respuesta es que deben practicar más meditación. Junto a la meditación, la presión con las palmas y los pulgares es como los aerobics.

Al presionar con las palmas y los pulgares las sen en las piernas, primero trabaje en la parte lateral interna de la pierna más alejada de usted y después la parte lateral externa de la más cercana. Pase al otro lado del receptor y repita.

Presión con las palmas en las sen

Siéntese en la postura de Gato 1 a un lado del receptor, y alinee la parte central de su torso con la rodilla del receptor. Ponga una mano en el interior del tobillo del receptor y su segunda mano sobre el interior de la rodilla (figura 8.2).

Presione poco a poco la pierna con la palma utilizando una oscilación de bambú, pase del tobillo a la rodilla y de la rodilla a la parte superior del muslo (figuras 8.3 y 8.4).

Beneficios: Funciona como una bomba auxiliar para el corazón, al aumentar la frecuencia de flujo sanguíneo sin provocar ninguna tensión al corazón. Elimina los materiales de desecho de los sistemas linfático y venoso.

Recomendada para: Vata, pitta y kapha.

Masaje tailandés con yoga

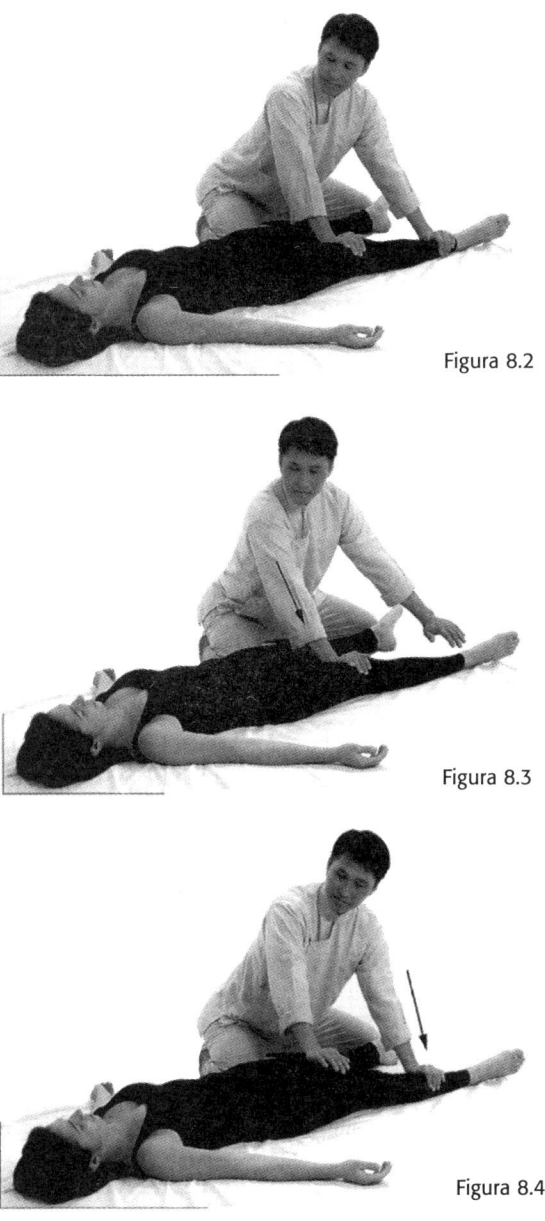

Figura 8.2

Figura 8.3

Figura 8.4

Presión con el pulgar de las sen

Sentado en la postura del Gato 1, continúe el masaje sobre la pierna donde presionó con la palma de la mano mediante la técnica de oscilación de bambú. Aplique el método de un pulgar tras otro para fortificar las sen de la parte inferior de la pierna (figura 8.5).

Presione con el pulgar hacia arriba y hacia abajo de la pierna entre el tobillo y la rodilla. Presione con el pulgar hacia arriba y hacia abajo de la parte superior de la pierna entre la rodilla y la parte superior del muslo.

Termine con una ronda adicional de presión con la palma en esta pierna, después pase al otro lado del receptor y aplique presión con la palma y con el pulgar en la otra pierna.

Beneficios: Induce la circulación por las arterias principales; alivia el adormecimiento y el cansancio en las piernas.

Error común: El practicante no está lo bastante cerca de la pierna del receptor y necesita estirarse demasiado hacia delante.

Advertencia: No aplique presión en las rodillas, sino una presión muy ligera sobre las venas celulíticas y varicosas. Algunas venas varicosas provocan mucho dolor, y en este caso no debe presionarlas en absoluto.

Recomendada para: Vata, pitta y kapha.

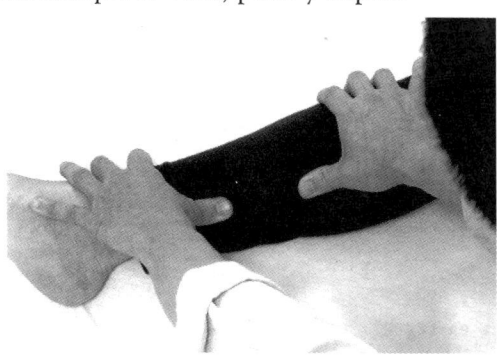

Figura 8.5

Detención de la sangre en la pierna

Separe 60 centímetros las piernas del receptor y arrodíllese en la postura de Gato 3 entre sus rodillas. Ponga sus palmas sobre las piernas en el área justo bajo la ingle. Aplique una presión suave para encontrar la pulsación de las arterias femorales. Una vez que la encuentre, mueva hacia abajo sus manos 5 centímetros (figura 8.6).

Levante su hueso caudal y enderece sus piernas. Esto aumenta la presión sobre la parte superior de los muslos del receptor y detiene el flujo sanguíneo hacia las piernas (figura 8.7).

Mantenga la posición durante 60 segundos y suelte. El receptor debe percibir una sensación de cosquilleo cálido que baja por los muslos hasta los dedos de los pies.

Beneficios: Limpia los vasos sanguíneos y estimula la circulación de la sangre.

Error común: El practicante se esfuerza por mantener una postura inestable. Abandone la posición si se siente inestable o comienza a temblar.

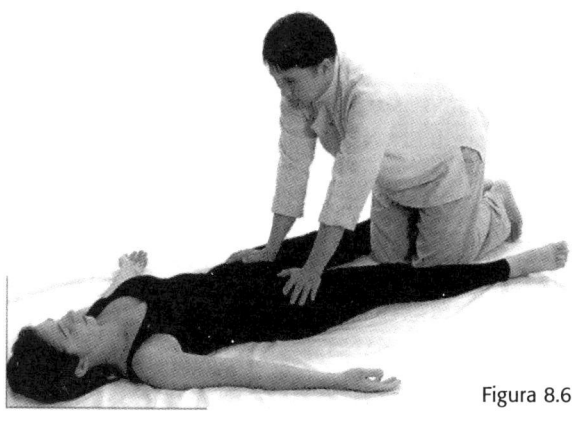

Figura 8.6

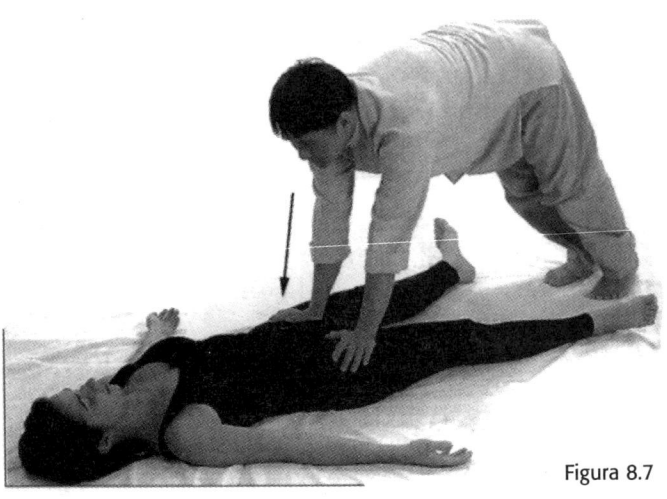

Figura 8.7

Advertencia: No aplique la detención de la sangre en mujeres embarazadas o en receptores con problemas cardiacos, venas varicosas o presión sanguínea alta no tratados. No presione los nodos linfáticos inguinales junto al área pélvica. Esta área es muy sensible.
Recomendada para: Kapha.

Flujo de la transición

Baje a la postura de Gato 1 y pase al lado izquierdo del receptor.
Ahora estamos preparados para pasar a las posturas de una sola pierna.

9. POSTURAS DE UNA SOLA PIERNA

Para la mayoría de mis estudiantes, los ejercicios de una sola pierna son el aspecto más placentero y, no obstante, más desafiante de aplicar una sesión de fortificación corporal mediante un masaje tailandés con yoga. La atención recomendada en las transiciones le da gran importancia a las habilidades de tai chi y de centrado del cuerpo del practicante.

Entre más elegante sea su danza durante esta sección, más provechoso es el masaje para el receptor. El dominio de las transiciones en esta serie le permitirá infundir una sensación de confianza en el receptor, lo cual le ayuda a que se relaje. El receptor debe sentirse como si al moverse de una postura a otra flotara en el agua. Si usted comienza a tropezar y a fallar un paso, el receptor puede tener problemas para relajarse.

Suelo pedir a mis estudiantes que practiquen primero sólo las posturas de una sola pierna, sin un receptor, algo que denomino baile de sombras. El resultado es una hermosa representación tipo tai chi. Cuando practique estas transiciones, tenga cuidado de no apresurarse; espere hasta que haya dominado un ejercicio antes de pasar al siguiente. Recomiendo a mis estudiantes siempre ensayar la serie hasta que los movimientos sean fluidos y naturales. Siento que si usted puede efectuar los ejercicios de una sola pierna con facilidad ya ha avanzado mucho en el masaje tailandés con yoga.

Al realizar los ejercicios de una sola pierna, haga primero todas las poses en una pierna y luego cambie de posición y fortifique el otro lado. Por la claridad, en ocasiones las imágenes de este capítulo cambian de una pierna a otra. ¡No se confunda! Comience en un lado del cuerpo y realice ahí toda la secuencia de ejercicios antes de cambiar al otro lado.

Árbol

Sentado en una postura de Diamante, sostenga la parte inferior de la pierna del receptor. Gire toda la pierna, para calentar la articulación de la cadera (figura 9.1).

Pase a la postura del Guerrero; compruebe que su postura sea amplia y estable. Baje con suavidad la pierna que fortifica en la postura yoga del Árbol, y lleve la planta del pie del receptor a descansar en la parte interna de su muslo (figura 9.2). Con una mano, fije con suavidad la rodilla en el tapete; con su otra mano, presione con la palma hacia arriba y hacia abajo del interior del muslo (figura 9.3). Puede sentir la tensión en los músculos aductores, los músculos de la parte interna de la pierna.

Para una sesión ampliada de masaje tailandés con yoga, pase a la postura de Talón elevado. Si aplica una sesión básica de masaje tailandés con yoga, permanezca en la postura del Guerrero y pase a la Torsión del ángel.

Adaptación: Sostenga la rodilla que fortifica del receptor con una almohada, si es necesario, para aliviar la tensión en la parte baja de la espalda.

Beneficios: Estira los músculos aductores y abre la articulación de la cadera; aumenta su movilidad y comprime los músculos aductores para liberar la tensión en la pierna externa.

Recomendada para: Pitta.

Masaje tailandés con yoga

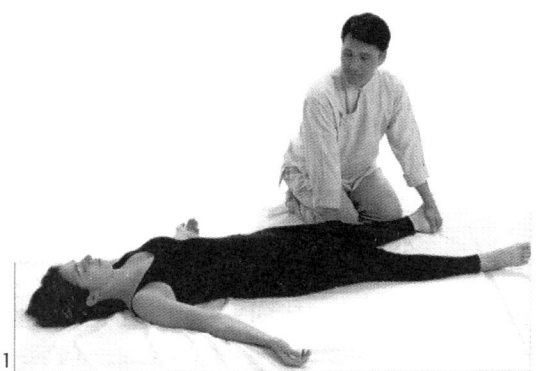
Figura 9.1

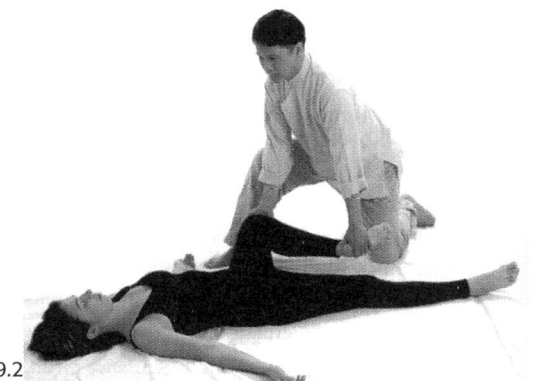
Figura 9.2

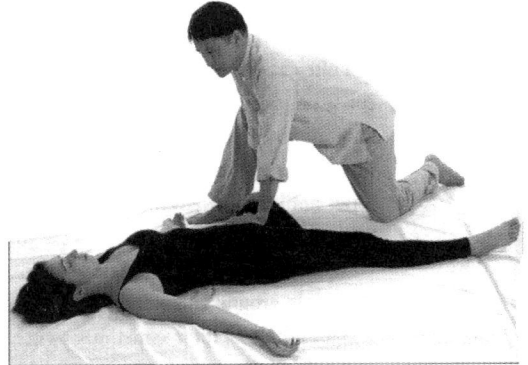
Figura 9.3

Talón elevado

De la postura del Árbol, levante la rodilla que fortifica del receptor para que su pie quede plano sobre el tapete. Apóyese sobre un talón y ponga su pie con suavidad sobre el pie del receptor. Entrelace sus dedos y acune con sus manos el talón del receptor.

Levante el talón del receptor mediante una inclinación hacia atrás, para producir un buen estiramiento del talón (figura 9.4).

Beneficios: Comprime el músculo sóleo en la parte inferior de la pantorrilla; flexibiliza el tobillo; alivia la artritis y el cansancio del pie.

Error común: El practicante aplica demasiada presión sobre el pie del receptor.

Recomendada para: Vata y kapha.

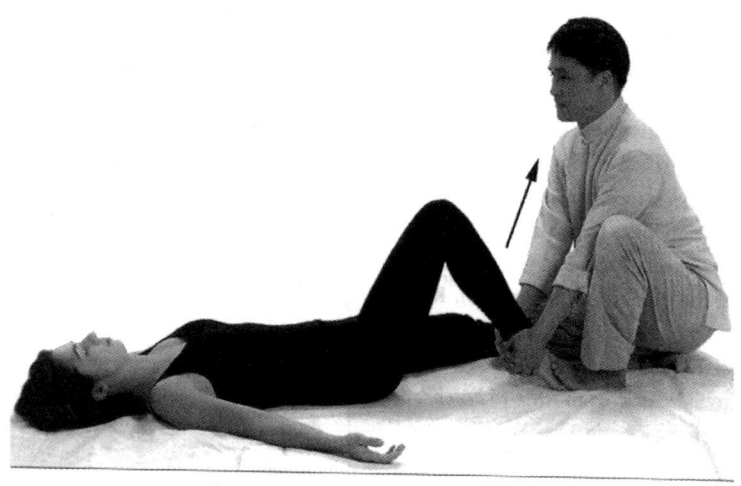

Figura 9.4

Torsión del ángel

Si usted llega a la Torsión del ángel desde la postura del Árbol, compruebe que fortifica el mismo lado que con el Árbol. Debe realizar todos los ejercicios de una sola pierna en un lado del cuerpo antes de pasar al otro. Las fotografías aquí son del lado derecho del receptor sólo por claridad visual.

En la postura del Guerrero, empuje la rodilla del receptor hacia el muslo opuesto (figura 9.5). Fije la rodilla con su mano más cercana y utilice su otra mano para presionar con la palma el tracto iliotibial (figura 9.6). Mantenga recto su brazo mientras presiona con su palma y aplica el peso de su cuerpo.

Pase a la Patada lateral, o a la Rodilla en la frente si realiza una sesión básica de masaje tailandés con yoga.

Adaptación: Ponga una almohada entre los muslos del receptor para evitar incomodidad en las rodillas y en la ingle.

Beneficios: Comprime con suavidad y nutre los discos intervertebrales; aumenta la movilidad y la flexibilidad en la parte inferior de la espalda; alivia la ciática; libera la tensión en la parte superior del muslo.

Recomendada para: Vata y pitta.

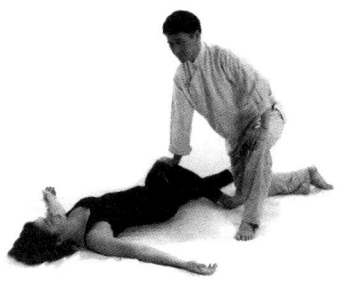

Figura 9.5

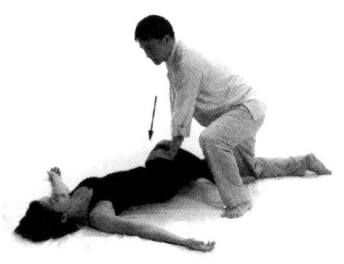

Figura 9.6

Patada lateral

En la postura del Guerrero, enderece la pierna del receptor (figura 9.7). Gire toda la pierna, para calentar la articulación de la cadera (figura 9.8).

Poco a poco deslice la pierna hacia afuera al nivel del piso hasta que sienta resistencia. Utilice su tobillo para fijar el del receptor.

Ponga una mano sobre la rodilla del receptor y con la otra presione con la palma la parte interna del muslo (figura 9.9). A los practicantes de las artes marciales les agrada este movimiento porque les ayuda a desarrollar una patada lateral más eficaz.

Beneficios: Estira los músculos aductor y tendón de la corva; mejora la movilidad de las articulaciones de la cadera; libera la tensión en la parte interna del muslo (un área del cuerpo que suele estar muy tensa).

Recomendada para: Pitta y kapha.

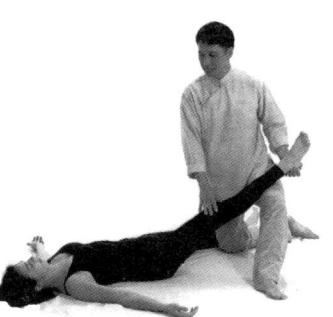

Figura 9.7

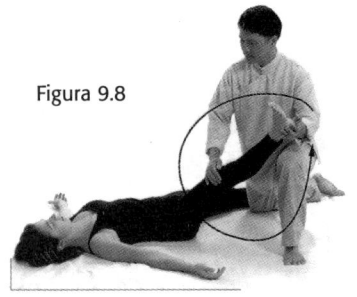

Figura 9.8

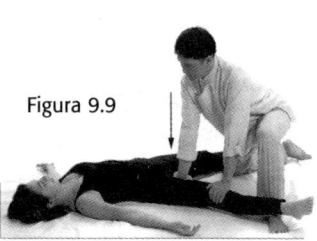

Figura 9.9

Rodilla en la frente

En la postura del Guerrero, levante la pierna del receptor y apoye el pie de esa pierna en la pelvis de usted, cerca de la articulación de la cadera (figura 9.10).

Con sus palmas sobre el tendón de la corva del receptor oscile hacia delante, y guíe la rodilla hacia la frente. Al mismo tiempo, presione con la palma hacia arriba y hacia abajo el tendón de la corva tres veces (figura 9.11). La trayectoria de la rodilla es hacia la cabeza, mientras que la fuerza de su palma es hacia el estómago y hacia el piso.

Beneficios: Estira los flexores de la rodilla y la cadera; comprime y masajea los músculos del tendón de la corva; mejora la movilidad de la cadera; alivia el estómago con gases e hinchado.

Error común: La rodilla doblada del practicante está más lejos que sus dedos, lo cual provoca una postura desequilibrada cuando se inclina hacia delante.

Advertencia: Evite este movimiento en casos de hernia, padecimiento cardiaco y embarazo.

Recomendada para: Vata.

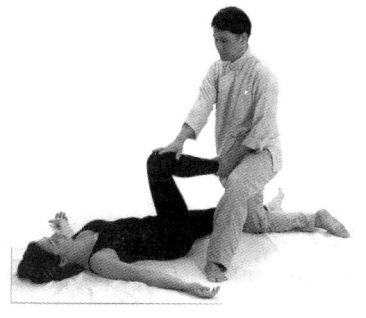

Figura 9.10

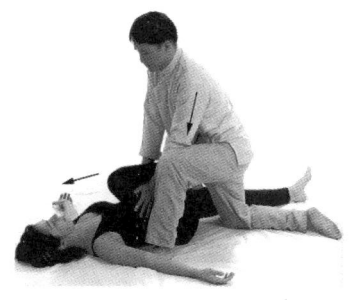

Figura 9.11

Patada de huracán

En la postura del Guerrero, "menee la cola" girando sobre la rodilla de apoyo y deslizando hacia dentro esa pierna inferior aproximadamente 40 grados. Muévase hacia abajo y hacia atrás mientras sostiene la pierna del receptor frente a usted (figura 9.12).

Enderece su pierna y ponga la planta de su pie detrás de la rodilla del receptor (figura 9.13). Utilice su pierna para bajar la pierna del receptor al tapete y enganche el pie dentro de su rodilla (figura 9.14).

Sostenga los tobillos del receptor con sus manos mientras empuja con suavidad la planta de su otro pie en los tendones de la corva (figura 9.15). Fortifique toda la extensión de los tendones de la corva.

Beneficios: Comprime los flexores de la rodilla; amasa los músculos y libera la tensión en la parte superior de la pierna.

Error común: En la primera parte del movimiento tenga cuidado de no bajar el pie del receptor cuando usted se siente, porque esto interrumpe el flujo del movimiento.

Recomendada para: Kapha, y para vata si se aplica con suavidad.

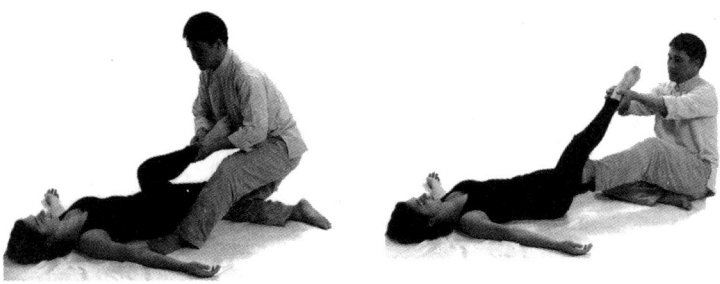

Figura 9.12   Figura 9.13

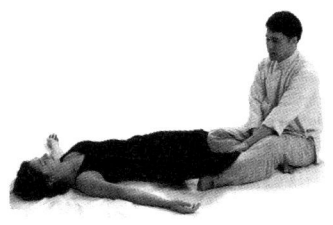
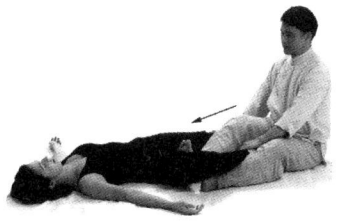

Figura 9.14   Figura 9.15

Estiramiento de la rodilla

Desde la Patada de huracán, acérquese a la pierna extendida del receptor. Ponga el pie cuyos tendones palpó con la Patada de huracán sobre la pierna libre del receptor. Desenganche el pie del receptor y ponga su arco bajo la rodilla del receptor (figura 9.16).

Levante la pierna con la que fortifica y doble la rodilla del receptor en un ángulo de 90 grados.

Ajuste su arco detrás de la rodilla; sus dedos apuntan hacia fuera. Tome el tobillo y el pie y deje caer su peso hacia atrás para crear un estiramiento de la rodilla (figura 9.17).

Pase a la postura de Urano si aplica una sesión ampliada de masaje tailandés con yoga, o a la Serpiente que se arrastra.

Adaptación: Envuelva el pie del receptor con una toalla para evitar pellizcos e incomodidades.

Beneficios: Abre el área poplítea detrás de la rodilla, crea espacio para la articulación de la rodilla.

Error común: No mantener una alineación adecuada del cuerpo en relación con el cuerpo del receptor. Compruebe que se inclina hacia atrás en posición recta mientras jala la pierna del receptor para no girar la rodilla. Tenga cuidado de no pellizcar el tobillo y el talón.

Advertencia: Proceda con suavidad si el receptor tiene problemas en las rodillas.

Recomendada para: Vata y kapha.

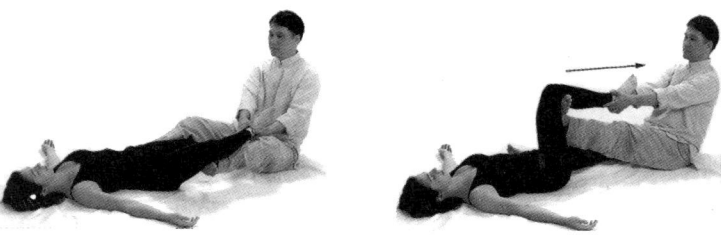

Figura 9.16   Figura 9.17

Urano

Esta postura es un movimiento avanzado que requiere estabilidad, porque una falta de control puede provocar un deslizamiento hacia la ingle del receptor. Desde el Estiramiento de rodilla, siga sosteniendo el tobillo del receptor con sus manos mientras baja su pie hacia la cadera. Empuje con suavidad la rodilla del receptor hacia su frente y ponga la parte carnosa de su pie con firmeza en el hueso semicupio del receptor (figura 9.18).

Jale la pierna del receptor recta hacia usted mientras desliza su talón bajo la cadera del receptor, para levantarla (figura 9.19). Inclínese hacia atrás con suavidad y enderece la pierna del receptor para un estiramiento completo de la articulación de la cadera (figura 9.20). Sus dedos deben presionar hacia arriba justo bajo el hueso semicupio.

Beneficios: Estimula y alivia la tensión en los nervios ciáticos; relaja la parte inferior de la espalda y flexibiliza las caderas.

Error común: Sus dedos están demasiado cerca del ano. Si el pie de usted no está alineado bajo el hueso semicupio, este movimiento pondrá mucha presión en su pie y en sus dedos.

Recomendada para: Pitta y kapha.

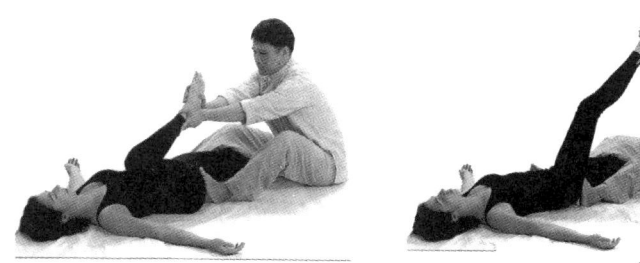

Figura 9.18

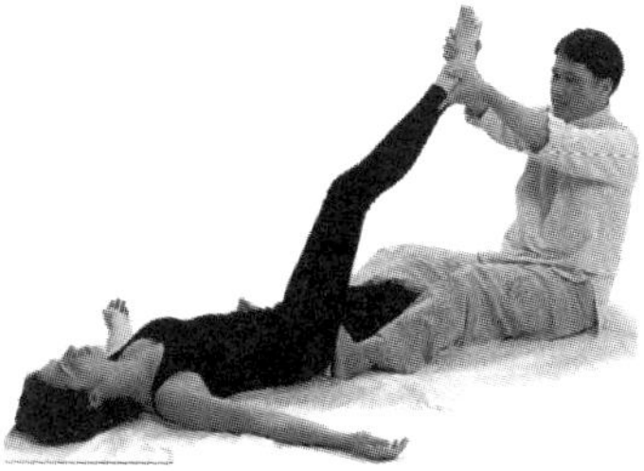

Figura 9.19

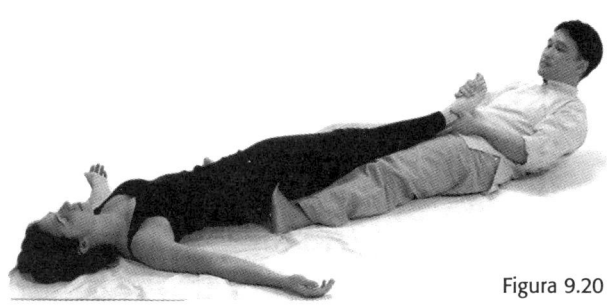

Figura 9.20

Serpiente que se arrastra

Una vez más llegará esta postura desde el Estiramiento de rodilla o desde Urano; siga trabajando en el mismo lado del cuerpo.

Cruce sus piernas para adoptar la postura del Guerrero y doble la rodilla de la pierna que fortalece del receptor. Mientras sostiene el tobillo con ambas manos (figura 9.21), oscile hacia delante en la postura del Diamante arrodillado (figura 9.22) y cambie al lado del receptor (figura 9.23).

Fije una mano justo encima de la rodilla del receptor y cambie la otra para acunar su talón (figura 9.24). Aplique una flexión en la parte frontal al enderezar poco a poco el brazo que acuna el talón del receptor.

Beneficios: Fortifica los músculos intrínsecos del pie y el tobillo, y los músculos flexores de la planta y extensores de la cadera; estira la parte inferior de las piernas y la parte inferior de la espalda.

Error común: Este estiramiento es eficaz sólo si el practicante utiliza el área por encima del codo para presionar. Un hombro tenso reduce la eficacia del estiramiento.

Advertencia: No aplique presión en la rodilla del receptor. La mano que coloca en el muslo es sólo para apoyarse.

Recomendada para: Vata y kapha.

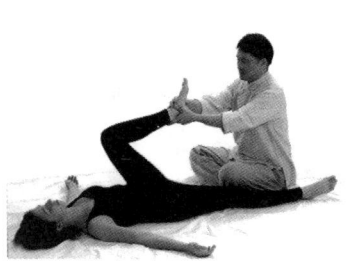 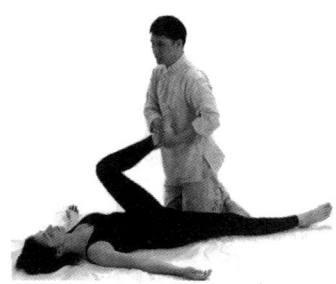

Figura 9.21 Figura 9.22

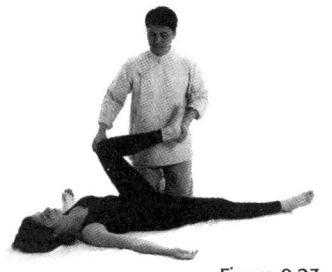
Figura 9.23

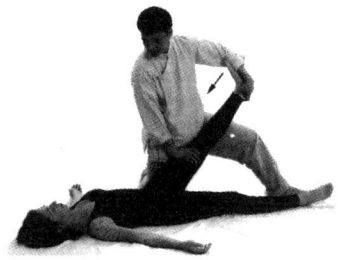
Figura 9.24

Helicóptero
(Rotación de la rodilla y de la cadera)

Con las manos todavía en la rodilla y en el talón, siéntese en una postura de Diamante abierto y deje que la pierna del receptor descanse sobre su muslo.

Utilice una oscilación de remolino para girar la pierna y la cadera del receptor (figuras 9.25 y 9.26).

Para una sesión ampliada del masaje tailandés con yoga, pase a una Torsión de diva, la cual beneficia a los receptores muy flexibles y no muy pesados. Si aplica un masaje tailandés con yoga básico, realice todas las posturas de una sola pierna en el otro lado del cuerpo.

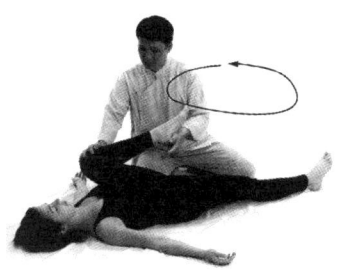
Figura 9.25

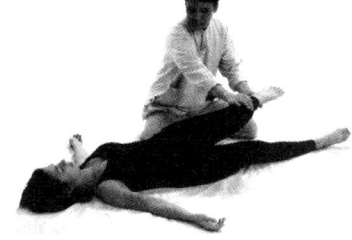
Figura 9.26

Beneficios: Moviliza y flexibiliza la articulación de la cadera; alivia la tensión en ésta y la pierna; proporciona un mayor rango de movimiento en las caderas.
Error común: El practicante no oscila con todo el cuerpo.
Recomendada para: Vata pitta, y kapha.

Torsión de diva

Baje la pierna con suavidad para adoptar una postura de Árbol. Pase al otro lado del cuerpo del receptor.

Siéntese a un lado del receptor y acomode su pierna sobre la de él al fijar su pie sobre la rodilla doblada del receptor. Jale el hombro del receptor hacia usted y aplique una ligera torsión de la columna vertebral (figura 9.27).

Si acaba de terminar las posturas de una sola pierna en el primer lado del cuerpo, mueva con suavidad la espalda del receptor hacia una posición supina y pase al otro lado de él.

Beneficios: Hace girar la columna vertebral del tórax, con lo que comprime suavemente los discos intervertebrales; mueve los omóplatos, estimula la movilidad de la parte superior del cuerpo y masajea los músculos paravertebrales.

Error común: La rodilla doblada del practicante presiona las costillas del receptor. Puede evitar esto al colocar una almohada entre su rodilla y las costillas del receptor.

Advertencia: Tómelo con calma porque esta torsión puede ser dolorosa y es difícil que el practicante mida su fuerza.

Recomendada para: Vata, pitta y kapha.

Flujo de la transición

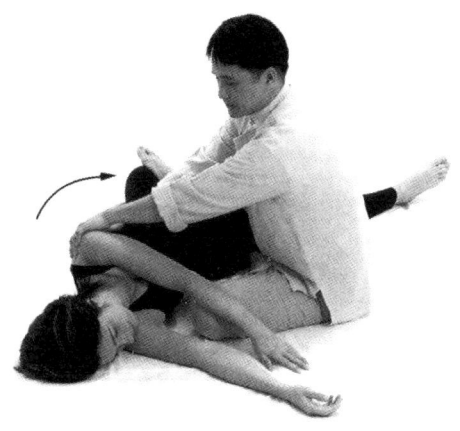

Figura 9.27

La sesión básica de masaje tailandés con yoga avanza a las posturas de la espalda. Como preparación para ellas, suelte la pierna que fortifica y haga que el receptor ruede con suavidad sobre su estómago. Las posturas de costado se incluyen en un sesión ampliada de masaje tailandés con yoga y requieren un nivel de práctica más avanzado.

Como transición para la posición lateral, utilice la oscilación de remolino desde la postura de Helicóptero para mecer la rodilla del receptor hacia la posición de costado (consulte las figuras 9.25 y 9.26) mientras usted pasa a la postura del Guerrero. Esto apoyará al receptor sobre su costado.

10. POSTURAS DE COSTADO

Los receptores se sienten muy bien con las posturas de costado. Esta posición es muy buena para fortificar a las personas embarazadas, con sobrepeso o que sufren dolores de estómago intenso, porque se libera la presión de la región abdominal y el cuerpo se relaja por completo. Es una solución intermedia eficaz para personas que no pueden recostarse con comodidad sobre su espalda durante periodos prolongados debido a problemas en la espalda. La posición lateral también es buena para llegar a las líneas sen en la parte lateral de los brazos, las caderas y las piernas. En Tailandia, la posición de costado suele ser la principal para recibir un masaje de cuerpo completo.

El practicante debe poner especial atención en conservar la alineación adecuada del receptor al fortificar con las posturas de costado. Debe tenerse cuidado en apoyar el cuerpo para que el receptor no se caiga sobre un costado. Sostenga la cabeza del receptor con una almohada de modo que la columna vertebral permanezca recta. Asimismo, una almohada bajo la pierna doblada ayuda a mantener así la columna.

Otro factor importante al fortificar en la posición lateral es la estabilidad del practicante. Cada vez que usted aplique una postura de costado revise la alineación del receptor, al igual que la de usted. He observado que los estudiantes arriesgan la utilización adecuada de las posturas en la posición de costado porque se concentran en mantener la estabilidad del receptor. No sacrifique su propia estabilidad y perciba el centrado durante esta sección del masaje.

Al trabajar con las posturas de costado, primero realice todas las poses en un solo lado, y después pase al otro lado del receptor para repetir los movimientos.

Torsión del Dragón

En la postura del Guerrero, ponga su mano derecha sobre el hombro izquierdo del receptor y su mano izquierda sobre la rodilla izquierda del receptor.

Inclínese con suavidad y aplique poco a poco el peso de su cuerpo hacia la tierra, estire la rodilla y el hombro del receptor lejos de sí para aplicar una buena torsión a la columna vertebral (figura 10.1).

Beneficios: Estira y alarga la cadena de nervios simpáticos; ayuda a la digestión y a la eliminación de toxinas.

Advertencia: No utilice movimientos bruscos. Evite esta postura si el receptor tiene osteoporosis o problemas en la columna.

Recomendada para: Vata, pitta y kapha.

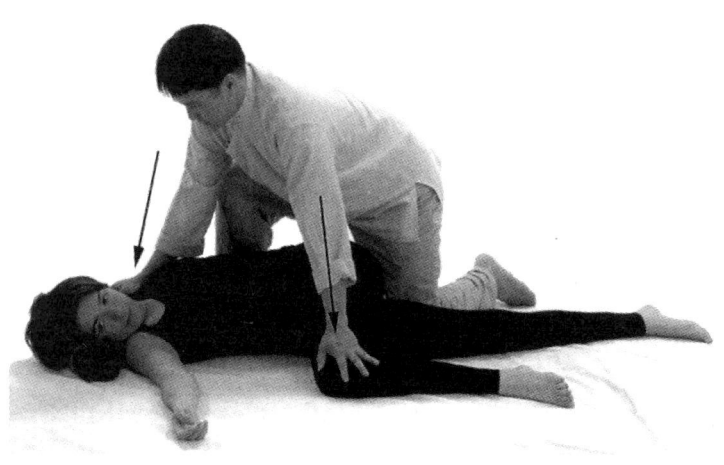

Figura 10.1

Presión con las palmas en el brazo

Enderece el brazo izquierdo del receptor y póngalo sobre su costado. Pase a la postura de Diamante arrodillado, con sus muslos apoyando la espalda del receptor. Inclínese con su peso y presione con ambas palmas la parte lateral del brazo utilizando la técnica de oscilación hacia delante (figura 10.2). Comience en el codo y avance hacia la muñeca y el hombro. Con una mano en la muñeca y la otra en el hombro, extienda la muñeca y el hombro lejos de sí para proporcionar tracción al brazo.

Beneficios: Comprime los músculos que controlan la articulación del brazo y los músculos extensores que dirigen la muñeca, la mano y los dedos; alivia la tensión, sobre todo en la parte superior del brazo (esta tensión siempre está conectada a la parte posterior del hombro) y mejora la movilidad de la muñeca, la mano y los dedos.

Error común: No utilizar sus muslos para apoyar el cuerpo del receptor. Atrévase a acercarse a la espalda del receptor.

Recomendada para: Vata.

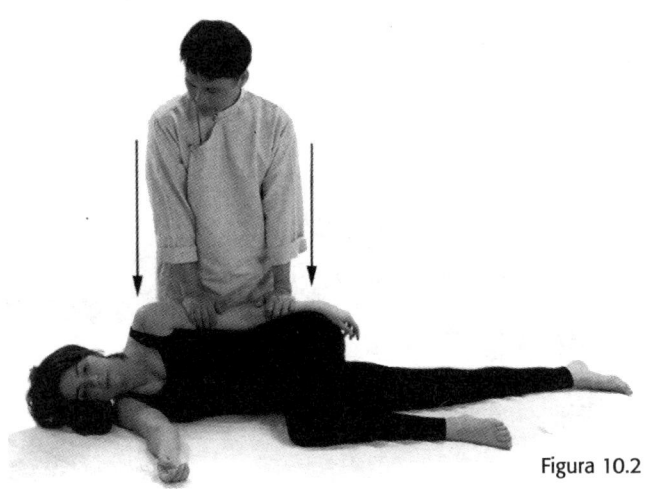

Figura 10.2

Rotación del hombro

Siéntese en la postura de Diamante cerca del omóplato del receptor. Entrelace sus dedos y envuelva con ellos el hombro del receptor.

Gire el hombro utilizando una oscilación de remolino (figura 10.3).

Beneficios: Alivia la tensión y aumenta el rango de movimiento en el omóplato y en el hombro.

Error común: El brazo del receptor no está relajado. No permita que la mano del receptor golpee su cara mientras usted hace girar su brazo.

Recomendada para: Kapha, y para vata si se hace con suavidad.

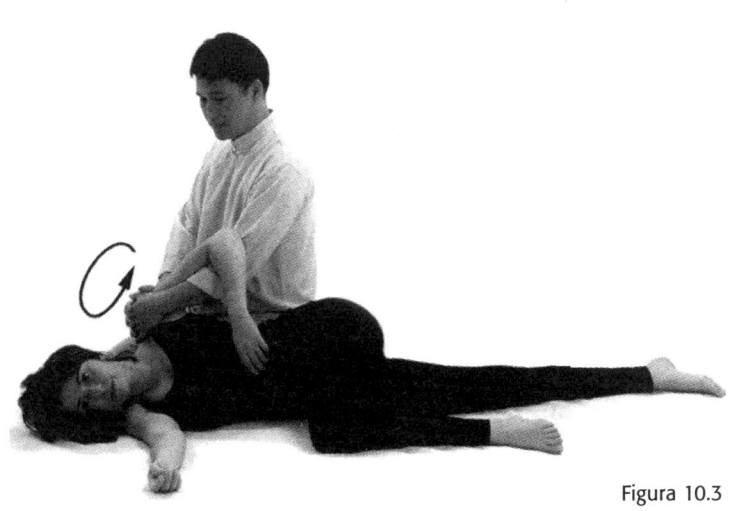

Figura 10.3

Estiramiento del diablo

Pase a la postura de Diamante arrodillado con sus muslos cerca de la parte superior del omóplato del receptor. Tome la muñeca del receptor y eleve su brazo para que quede perpendicular al piso.

Poco a poco jale el brazo frente al pecho de usted (figura 10.4). El truco es hallar el ángulo y la posición correctos para estirar bien el músculo pectoral del receptor. Esto se llama el Estiramiento del diablo porque es muy poderoso, de modo que tómelo con calma. No debe estirar en exceso.

Adaptación: Para un estiramiento más profundo, inclínese hacia el receptor mientras jala el brazo.

Beneficios: Aumenta el rango de movimiento en el omóplato y el hombro; estira el músculo pectoral.

Error común: No encontrar el ángulo correcto para maximizar el estiramiento. Es útil encontrar un ángulo que ofrezca la máxima tracción.

Recomendada para: Kapha.

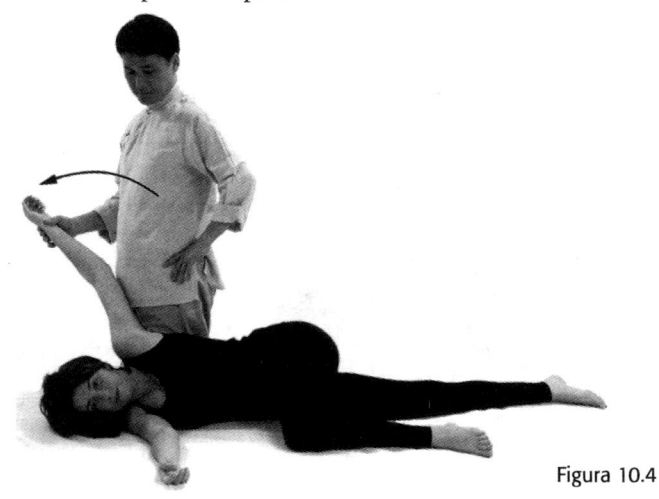

Figura 10.4

Pedaleo en la espalda

Sentado, sostenga la muñeca del receptor y, con las piernas dobladas, ponga las plantas de sus pies en la espalda del receptor. Utilice su mano libre para estabilizarse en el tapete.

Aplique un masaje a la espalda del receptor con sus pies como si pedaleara en una bicicleta y desplácese de la parte inferior a la parte superior de la espalda (figura 10.5).

Beneficios: Masajea los músculos paravertebrales; este movimiento es muy provechoso para las mujeres embarazadas.

Advertencia: No jale el brazo del receptor. Tenga cuidado de no ejercer presión directamente sobre la columna vertebral.

Recomendada para: Vata y pitta.

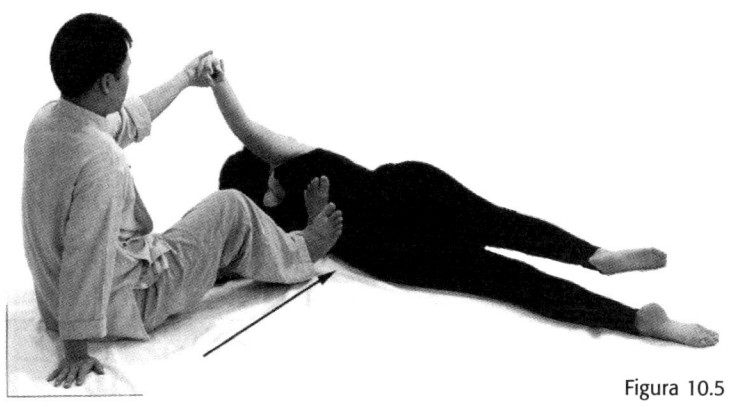

Figura 10.5

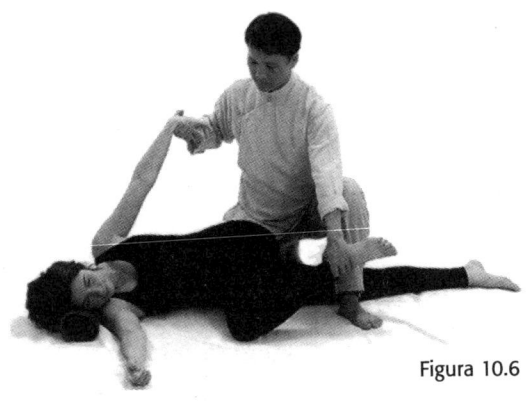

Figura 10.6

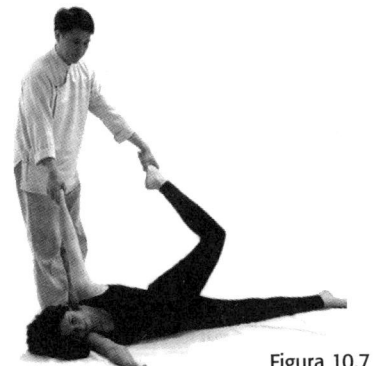

Figura 10.7

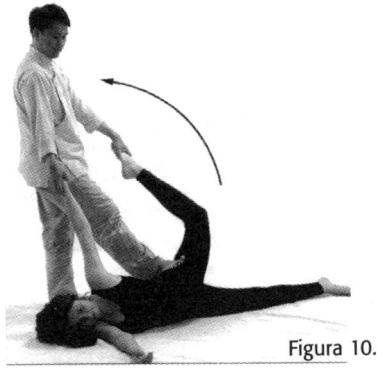

Figura 10.8

Arco lateral parado

Tome la muñeca y el tobillo del receptor y pase de sentado a parado (figura 10.6). Camine hacia atrás, para aplicar un estiramiento suave al muslo del receptor (figura 10.7).

Cuando sienta resistencia, deje de caminar, ponga su pie en la cadera y fíjelo en esa posición. Jale la pierna al inclinarse hacia atrás, para dar flexión a la columna vertebral y estirar el muslo (figura 10.8). Entre más hermoso y redondeado es el arco, más éxito tiene el estiramiento.

Suelte el brazo y la pierna con suavidad y haga que el receptor ruede sobre su otro costado.

Beneficios: Estira el cuerpo desde la mano hasta el pie; es muy provechoso para estirar el complejo de músculos iliopsoas, los músculos profundos que conectan la columna vertebral con la pelvis y el muslo; aumenta la flexibilidad en la parte media del tronco; tonifica los órganos internos y ayuda a la digestión.

Advertencia: Fije su pie con firmeza en las caderas del receptor, pero no aplique presión excesiva.

Recomendada para: Kapha.

Flujo de la transición

Una vez que haya completado las posturas de costado en ambos lados del cuerpo, ponga los brazos del receptor sobre su cabeza y camine hacia los pies del receptor. En la postura del Arquero, enderece la pierna doblada del receptor. Apóyese en ese pie y haga girar al receptor con suavidad sobre su estómago.

Esto concluye las posturas de costado. Ahora estamos preparados para pasar a las posturas recostado.

11. POSTURAS RECOSTADO

Muchas personas que necesitan un masaje exigen principalmente la fortificación de la espalda. La espalda es un área muy agradable para recibir fortificación corporal, y casi todo el masaje en esta área es muy provechoso para el cuerpo. Parece que el masaje en la espalda nunca es suficiente para el receptor, de modo que tal vez tenga que dedicar más tiempo a esta área. A menudo, la primera vez que entre en contacto con la espalda de un receptor durante un masaje, deja escapar un suspiro de alivio que parece decir "por fin encuentro a alguien que me ayuda a liberar esta tensión".

En este capítulo le presentaré diversas variaciones de presión con las palmas y los pulgares para estimular el flujo de energía por las líneas sen de la espalda. Utilice la técnica de respiración inducida al apoyarse en el receptor durante la exhalación; esto promueve una respiración profunda y el ingreso de una prana reenergizante.

En este punto de la sesión de masaje tailandés con yoga muchos receptores están profundamente relajados; algunos incluso están cerca de quedarse dormidos. Usted debe tener a la mano toallas o almohadas pequeñas para ponerlas bajo los tobillos, la parte superior del pecho y la parte inferior del abdomen del receptor, todo con el propósito de relajar la parte inferior de la espalda. Poner una almohada bajo la frente del receptor evitará que su nariz choque contra el suelo. Si el receptor gira la cabeza hacia un lado, pídale que después de un tiempo mueva su cabeza al otro para evitar rigidez en el cuello.

Con excepción de las posturas de Sanuk y la Langosta, todas las posturas recostado se realizan de manera bilateral.

Pisada en las plantas

Ajuste el pie del receptor para que los dedos pulgares apunten hacia dentro o entre sí. Camine lentamente sobre el pie, desde el dedo pequeño hasta el arco y de vuelta a los dedos (figuras 11.1 y 11.2).

Adaptación: Si le cuesta trabajo equilibrarse, trate de caminar sobre un pie a la vez. Con la práctica, este movimiento se volverá fácil.

Beneficios: Comprime los músculos intrínsecos del pie; flexiona el tendón de Aquiles; proporciona un masaje de reflexología a los pies, alivia la tensión y la rigidez y estimula los órganos y los sistemas del cuerpo.

Error común: Evite caminar sobre la parte carnosa del pie. Tenga cuidado de no aplastar los dedos. Si el receptor siente calambres en los pies, haga que gire el pie hasta que se calmen y después continúe con el masaje.

Recomendada para: Vata, pitta y kapha.

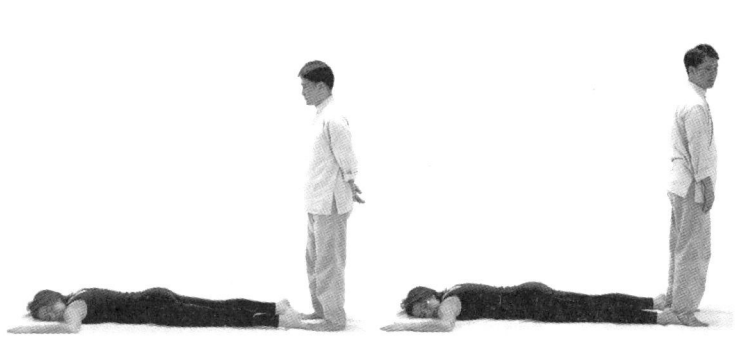

Figura 11.1   Figura 11.2

Rayo

Pase a la postura del Guerrero y colóquese a un lado del receptor. Sostenga la parte lateral del pie con su mano izquierda y mueva la pierna hacia las caderas.

Cuando las rodillas están a 90 grados, ponga su mano derecha en la parte baja de la espalda del receptor, justo arriba del sacro. Presione de manera gradual pero con firmeza hacia el tapete y ligeramente hacia los pies. Doble las piernas del receptor la distancia que falta hasta las caderas, y presione el pie hacia el tapete y ligeramente hacia la cabeza (figura 11.3). Utilice su peso para aplicar una presión adecuada.

Adaptación: Si sus manos son pequeñas o los pies del receptor son grandes, ponga un pie sobre el otro para tener mayor control.

Beneficios: Proporciona extensión sacro-lumbar; alivia la tensión en la parte inferior de la espalda y el estreñimiento; tonifica los riñones; estira los músculos cuadríceps e iliopsoas.

Error común: La mano no fija en el sacro con suficiente firmeza, lo cual provoca pellizcos en la parte inferior de la espalda. Asegúrese de utilizar el peso de su cuerpo para sostener con firmeza el sacro.

Advertencia: Avance con suavidad si el receptor tiene problemas en la columna vertebral o la parte inferior de la espalda.

Recomendada para: Vata.

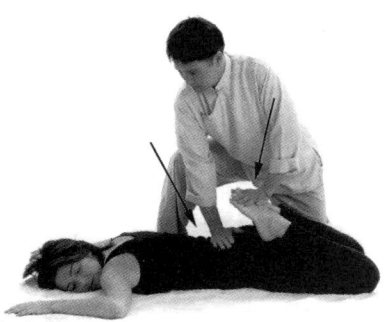

Figura 11.3

Sanuk

Esta excelente posición para fortificar las caderas debe ser el favorito final de los masajistas tailandeses tradicionales. Puede ser engañoso perfeccionar la transición, de modo que practique, practique, practique. (En Tailandia, puede encontrar a practicantes poco serios que aplican el Sanuk mientras fuman, beben whisky o chismorrean con sus colegas. Esta es la clase de contradicción que puede encontrar al viajar a Tailandia para practicar el masaje tailandés con yoga, de modo que es importante estudiar en los lugares adecuados. Para más información sobre las escuelas de masaje en Tailandia, consulte los recursos en la página 215.)

Acune la rodilla izquierda del receptor con su mano izquierda y doble la pierna a 90 grados para llegar a la postura del Arquero cerca de las rodillas del receptor (figura 11.4). Ponga su mano libre junto a la cadera derecha del receptor para tener estabilidad. En un movimiento fluido, levante la pierna y deslice debajo de ella su muslo derecho (figura 11.5). Tenga cuidado de no atorar su rodilla en la ingle del receptor mientras desliza su muslo.

Siéntese en una posición cómoda con la pierna del receptor descansando sobre sus muslos. Oscile hacia delante y deslice el antebrazo sobre la espalda, caderas y piernas (figura 11.6). Utilice sus codos para una estimulación profunda de las caderas. Saque con suavidad su pierna de su posición bajo el receptor y baje la pierna del receptor al tapete. Continúe con la pose de la Langosta o repita la pose Sanuk en el otro lado.

Beneficios: La presión con el antebrazo sobre los músculos glúteo máximo y glúteo medio calma el dolor ciático;

alivia la tensión alrededor de los músculos ciáticos y atenúa el cansancio de las piernas y la tensión en las caderas.

Error común: El practicante no se desliza lo bastante cerca de la cadera del receptor.

Recomendada para: Vata y pitta.

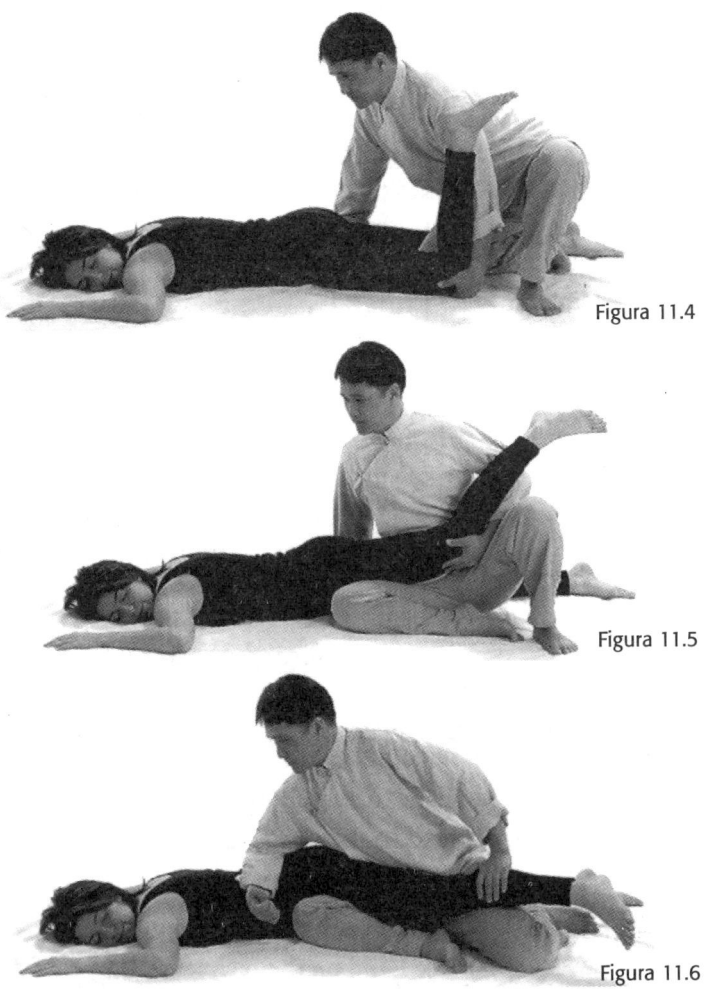

Figura 11.4

Figura 11.5

Figura 11.6

Langosta

Es muy conveniente para las personas flexibles. Debe evitar esta postura si el receptor tiene problemas en la parte inferior de la espalda.

En la postura del Guerrero, levante la pierna izquierda del receptor y sosténgala por la rodilla con su mano izquierda. Fije su mano libre sobre la parte inferior de la espalda del receptor, justo arriba del sacro. Aplique una presión suave hacia el piso.

Utilizando su peso, incline su torso hacia la parte inferior de la espalda del receptor (figura 11.7). El receptor recibirá un intenso estiramiento por la parte frontal del muslo y dentro de la articulación de la cadera.

Baje la pierna con suavidad. Repita las posturas Sanuk y la Langosta en el otro lado.

Beneficios: Estira los músculos cuadríceps e iliopsoas y el abdomen; ayuda a prevenir una hernia; fortalece los músculos abdominales y masajea los órganos internos.

Error común: El practicante no utiliza su pierna para apoyar la mano que sostiene la rodilla del receptor. Esta es una medida de seguridad importante en caso de que se deslice la mano del practicante.

Recomendada para: Kapha, y para vata si se aplica con suavidad.

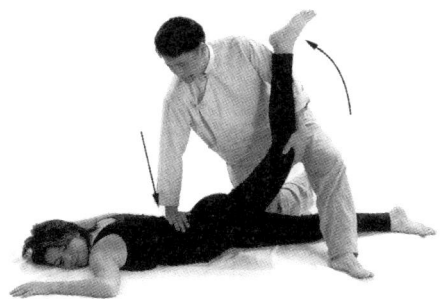

Figura 11.7

Presión con las palmas en las sen de la espalda

Colóquese sobre el receptor en la postura del Guerrero. Con los brazos y la espalda rectos, presione con las palmas hacia arriba y hacia abajo a ambos lados de la columna vertebral (figura 11.8).

Utilice su peso para caer sobre el receptor (figura 11.9). Sincronice su respiración mientras oscila hacia delante, y concéntrese en que surja la danza del masaje tailandés con yoga.

Pida al receptor que mueva su cabeza de un lado a otro cada pocos minutos para evitar la rigidez en el cuello. En total, la presión con las palmas debe tardar de cinco a diez minutos para el masaje básico y de diez a veinte minutos para el masaje ampliado.

Beneficios: Fortifica los músculos paravertebrales y el sistema nervioso autónomo; alivia la tensión de la espalda y los espasmos musculares; estimula los órganos internos; alinea la columna vertebral.

Advertencia: Tenga cuidado de no presionar directamente sobre la columna vertebral. Con las mujeres embarazadas, fortifique las sen en una posición de costado o sentada.

Recomendada para: Vata, pitta y kapha.

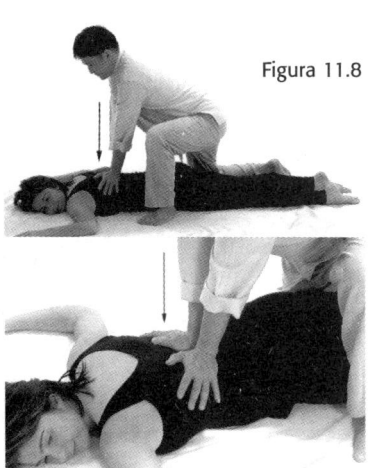

Figura 11.8

Figura 11.9

Presión con los pulgares en las sen de la espalda

Todavía en la postura del Guerrero, presione con los pulgares hacia arriba y hacia abajo a ambos lados de la columna vertebral (figura 11.10). Compruebe que sus brazos y espalda estén rectos. Utilice su peso para caer sobre el cuerpo del receptor.

Sincronice su respiración mientras oscila hacia delante, y deje que la presión con los pulgares se convierta en una danza.

Igual que con la presión con las palmas en la espalda, no aplique presión directamente sobre la columna vertebral. Pida al receptor que mueva su cabeza de un lado a otro cada cinco minutos para que el cuello no se le ponga rígido.

Beneficios: Fortifica los músculos paravertebrales y el sistema nervioso autónomo; alivia la tensión de la espalda y los espasmos musculares; estimula los órganos internos; alinea la columna vertebral.

Advertencia: Con las mujeres embarazadas, fortifique las sen en una posición de costado o sentada.

Recomendada para: Vata, pitta y kapha.

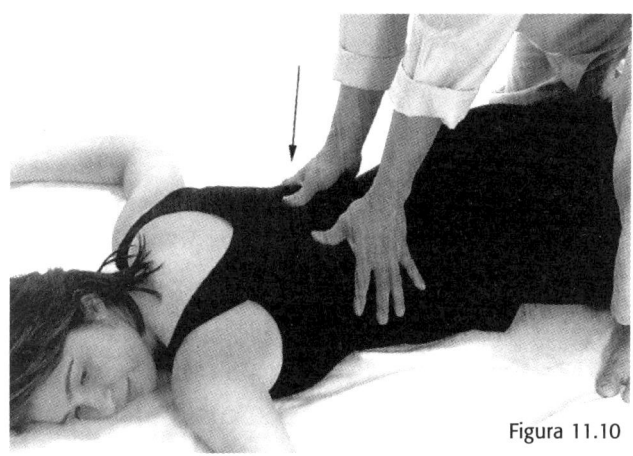

Figura 11.10

Variaciones de presión con las palmas y los pulgares

Estas son otras posibilidades para dar masaje al receptor con las palmas y los pulgares.

Torsión con las palmas
En la postura del Guerrero, forme un puente sobre la columna vertebral con una mano colocada sobre la otra. Oscile con su peso y tuerza las palmas sobre los músculos (figura 11.11). La dirección de la torsión es hacia dentro; sin embargo, tenga cuidado de no aplicar presión directamente sobre la columna vertebral.

Circulación con las palmas
En la postura del Guerrero, desplace sus palmas en un movimiento circular hacia arriba y hacia abajo de los músculos a los lados de la columna vertebral (figura 11.12).

Presión doble con las palmas
En la postura del Diamante arrodillado, ponga la parte carnosa de sus manos en el borde de los músculos de la columna vertebral. Con los brazos y la espalda rectos, aplique su peso y presione con las palmas hacia arriba y hacia abajo de la espalda (figura 11.13). Esta es una de las técnicas más poderosas de presión con las palmas.

Presión doble con los pulgares
En la postura del Diamante arrodillado, ponga un pulgar sobre el otro en los músculos de la columna vertebral del receptor. Con la espalda y los brazos rectos, aplique su peso para tonificar las líneas sen de la espalda (figura 11.14). Esta es una técnica poderosa de presión con los pulgares.

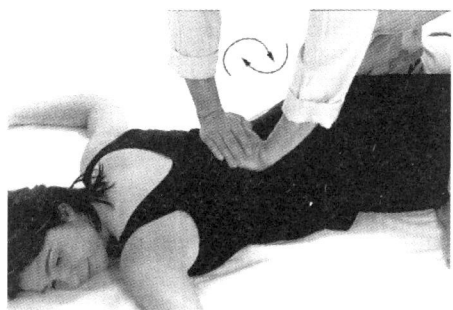

Figura 11.11

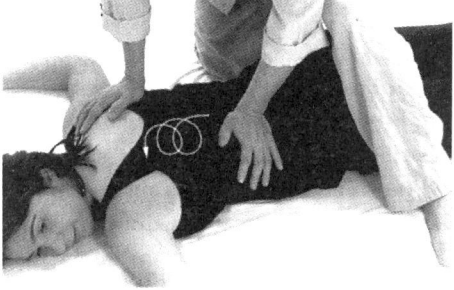

Figura 11.12

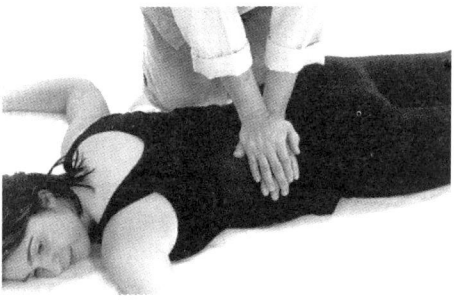

Figura 11.13

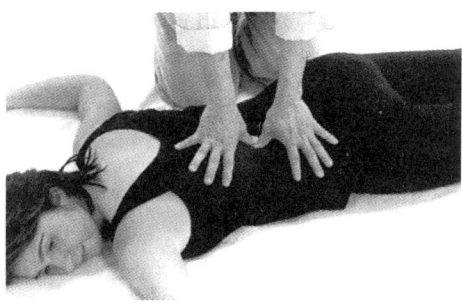

Figura 11.14

Cobra con almohada

Después de presionar la espalda con las palmas y los pulgares, ponga una almohada sobre la parte inferior de la espalda del receptor. Siéntese con suavidad sobre el sacro del receptor con sus pies bien asentados en el piso. Ponga los brazos del receptor sobre sus muslos, para que sus manos cuelguen a los lados. Tome los hombros del receptor desde arriba (figura 11.15).

Utilizando la respiración dirigida, pida al receptor que inhale profundamente y que luego exhale de la misma forma. Durante la exhalación, inclínese hacia atrás y aplique su peso para levantar al receptor mientras dobla su espalda (figura 11.16).

Abandone la posición al regresar con suavidad el pecho del receptor al tapete. Pídale que gire su cabeza mientras lo hace descender al tapete.

Beneficios: Flexiona la columna vertebral; abre el pecho; alivia el dolor en la parte inferior de la espalda y la rigidez de la columna vertebral.

Error común: Los pies del practicante están muy cerca uno del otro, lo cual vuelve inestable la postura.

Advertencia: Evite los movimientos bruscos.

Recomendada para: Vata y pitta.

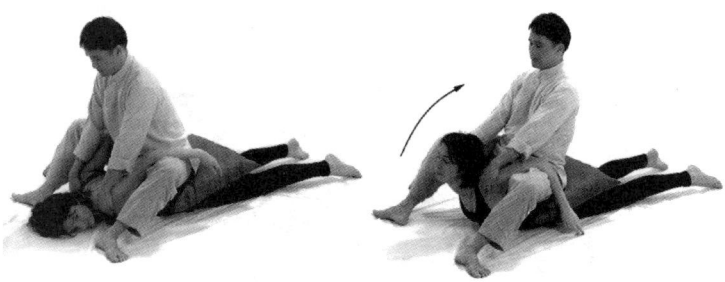

Figura 11.15   Figura 11.16

Cobra clásica

Desde la Cobra con almohada, pase a la postura de Diamante arrodillado con sus rodillas sobre las caderas del receptor. Pida al receptor que se sujete a sus muñecas o antebrazos (figura 11.17).

Utilizando una respiración dirigida, pida al receptor que inhale profundamente y luego exhale. Durante la exhalación, inclínese hacia atrás, y aproveche el impulso del movimiento para jalar con suavidad al receptor con su espalda doblada (figura 11.18).

Retorne a la posición arrodillado erguido, y haga regresar al receptor con suavidad al tapete.

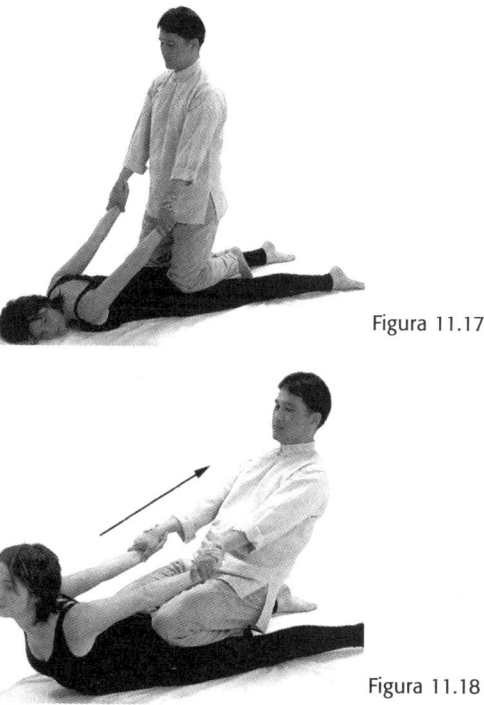

Figura 11.17

Figura 11.18

Beneficios: Flexiona la columna vertebral, proporciona tracción a través del anillo óseo del hombro al estirar los músculos deltoides; abre el pecho; estimula los órganos internos; ayuda a la digestión; promueve la flexibilidad de la columna vertebral; alivia el dolor en la parte inferior de la espalda y la rigidez de la columna vertebral; alivia la congestión nasal.

Error común: El practicante no sujeta con firmeza la muñeca o el antebrazo del receptor. Las rodillas no se asientan con firmeza en las caderas. Asegúrese de colocarse con firmeza y seguridad antes de realizar esta postura.

Advertencia: Evite aplicar esta postura a receptores con un hombro dislocado.

Recomendada para: Kapha.

Flujo de la transición

Ponga los brazos del receptor sobre su propia cabeza, con las palmas hacia abajo. En la postura del Diamante arrodillado, párese en un pie y jale su pierna hacia usted, manteniendo la tracción. Gire poco a poco el pie del receptor, al igual que su torso para colocarlo en posición supina.

Este es el final de las posturas recostado. Ahora estamos preparados para pasar a las posturas de las dos piernas.

12. POSTURAS DE AMBAS PIERNAS

Debido a que es más pesado levantar dos piernas que una, lo primero que debemos abordar como preparación para levantar las dos piernas es una utilización consciente del cuerpo. Al cambiar entre las posiciones sentado y de pie es recomendable que el practicante se mueva en forma deliberada y ponga atención en la mecánica del cuerpo correcta para no dañar la parte inferior de su espalda. Por ejemplo, cuando vaya a pararse, primero cambie su cuerpo a una postura de Diamante, después a una postura de Guerrero, y desde ahí pase a una postura de Tai Chi de pie.

Otro principio importante de buena mecánica corporal en el masaje tailandés con yoga es nunca doblarse desde la cintura para levantar la pierna o el brazo del receptor. Utilice las posturas para pasar progresivamente a la posición de pie y levante las piernas mediante la mecánica corporal adecuada. Después de cien sesiones de masaje tailandés con yoga su espalda se lo agradecerá.

Después de efectuar cada postura de las dos piernas, aléjese del receptor mientras lo sostiene por los talones para enderezar sus piernas. Una vez que sienta tracción a través de las piernas, sacúdalas con suavidad y hágalas oscilar de un lado a otro. Esto ayuda a liberar cualquier tensión residual (y también se siente muy bien). Escuche los "oh" y los "ah". Al terminar la secuencia de las dos piernas, póngase en cuclillas o baje mediante la postura del Guerrero y regrese las piernas del receptor al tapete.

Todas las posturas de las dos piernas se efectúan en forma bilateral. Debido a que muchas de estas posturas implican invertir la posición del receptor, deben efectuarse después de comprender con toda claridad las contraindicaciones (consulte el capítulo 4).

El estiramiento largo

Lleve los brazos del receptor sobre su cabeza. Tome sus muñecas y pase a la postura del Diamante arrodillado (figura 12.1). Inclínese hacia atrás y proporcione al receptor un largo estiramiento a través de los brazos, el torso, las articulaciones de la cadera y las piernas.

Beneficios: Proporciona tracción para el anillo óseo del hombro, al estirar los bíceps, los tríceps y los omóplatos; aumenta la movilidad del hombro; alivia la tensión del brazo y del hombro.

Advertencia: En los casos donde antes haya ocurrido una dislocación del hombro tenga cuidado con la cantidad de tracción que aplique porque existe el peligro de una recaída. Asimismo, tenga cuidado con los hombros rígidos o congelados.

Recomendada para: Pitta.

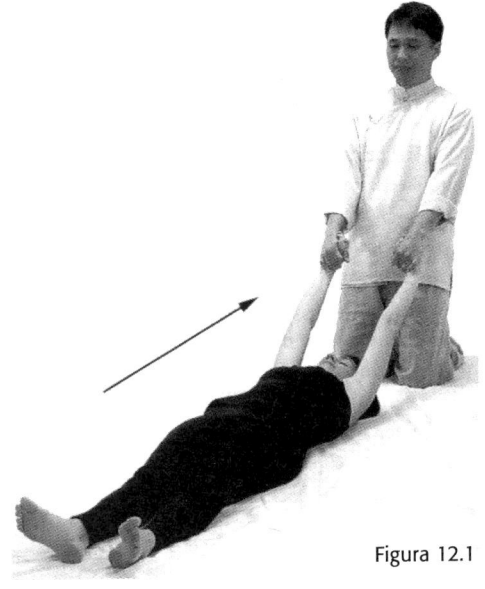

Figura 12.1

Medio arado

Pase a los pies del receptor y colóquese en la postura de Diamante. Sostenga por debajo los talones del receptor (figura 12.2).

En un movimiento fluido, pase a la postura del Guerrero mientras empuja hacia el techo las piernas del receptor (figura 12.3). Las palmas de sus manos están sobre los tobillos del receptor. Mantenga rectos sus brazos y su espalda.

Mantenga sus palmas sobre los talones del receptor y póngase de pie en una postura de Tai Chi. Oscile hacia adelante las piernas del receptor tres veces (figura 12.4). Para soltar, camine lentamente hacia atrás mientras sostiene los pies del receptor. Agite con suavidad las piernas y sacúdalas de un lado a otro.

Pase a la postura del Yugo para una sesión ampliada de masaje tailandés con yoga. El Yugo es una postura muy buena para receptores con rigidez en la espalda y que suelen ser menos flexibles. Para una sesión básica, pase a la postura de Mariposa.

Beneficios: Aplana y masajea los músculos paravertebrales, tonifica la glándula tiroides; extiende el ligamento de la nuca; reduce la tensión de la columna vertebral, la parte inferior del espalda y de la nuca; beneficia los órganos internos; ayuda a regular la presión sanguínea baja.

Advertencia: Nunca aplique una postura de Arado completa. Evite esta postura en caso de padecimientos cardiacos o presión sanguínea alta y durante el embarazo o la menstruación.

Recomendada para: Kapha.

Masaje tailandés con yoga

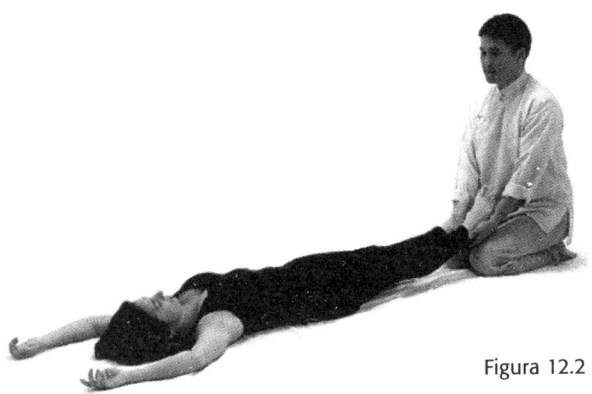

Figura 12.2

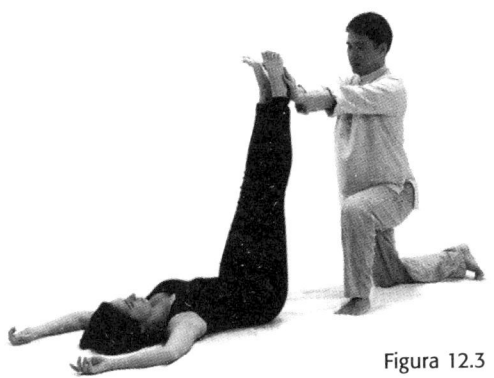

Figura 12.3

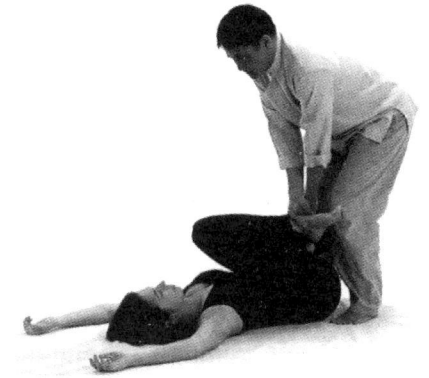

Figura 12.4

El Yugo

En una postura de Tai Chi, doble la pierna izquierda del receptor (figura 12.5). Ponga el tobillo izquierdo sobre la rodilla derecha. Doble sus caderas y ponga la pierna derecha del receptor sobre su hombro izquierdo (figura 12.6). Tome el tobillo izquierdo doblado del receptor. Con su mano libre, oscile hacia adelante y presione con las palmas los tendones de la corva de la pierna izquierda doblada (figura 12.7). Dirija la presión de sus palmas hacia el centro del cuerpo.

Para liberar, separe con lentitud las piernas del receptor y camine hacia atrás mientras sostiene los pies. Agite las piernas con suavidad y hágalas oscilar de un lado a otro. Repita la postura en el lado opuesto.

Adaptación: Si usted es muy alto en relación con el receptor, baje a la postura del Guerrero después de ajustar las piernas.

Beneficios: Comprime los tendones de la corva; flexibiliza las articulaciones de la cadera; estimula los riñones y los intestinos; estira la parte inferior del espalda; ayuda a aliviar el estreñimiento.

Advertencia: Evite esta postura en caso de problemas cardiacos o hernia, y durante el embarazo.

Recomendada para: Vata y pitta.

MASAJE TAILANDÉS CON YOGA

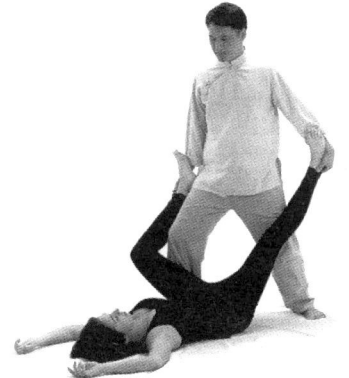

Figura 12.5

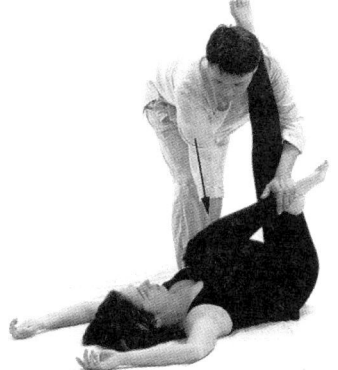

Figura 12.6

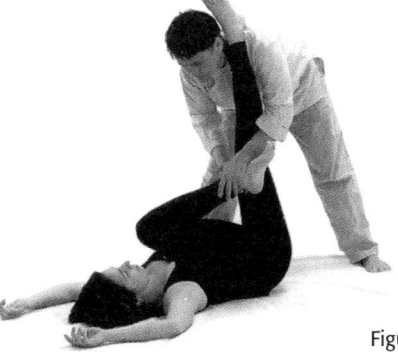

Figura 12.7

181

Mariposa

Doble las piernas del receptor con la rodillas separadas a la distancia de la cadera (figura 12.8). Junte las plantas de los pies y deje que la rodillas se separen.

Empuje los pies hacia abajo en dirección a la nariz del receptor (figura 12.9). Presione de manera uniforme el peso de su cuerpo hacia el piso a través de los pies y las piernas del receptor; tenga cuidado de no rebotar. Para soltar, camine hacia atrás mientras sostiene los pies. Agite con suavidad las piernas y hágalas oscilar de un lado a otro.

Beneficios: Estira los músculos aductor, glúteo máximo, y tendón de la corva; abre las articulaciones de la cadera; fortalece la capacidad para sentarse, ponerse en cuchillas, y realizar actividades en el piso sin incomodidad; estimula los órganos internos y mejora la digestión.

Error común: Evite esta postura en caso de presión sanguínea alta o padecimiento cardiaco no tratados y durante el embarazo.

Recomendada para: Pitta y kapha.

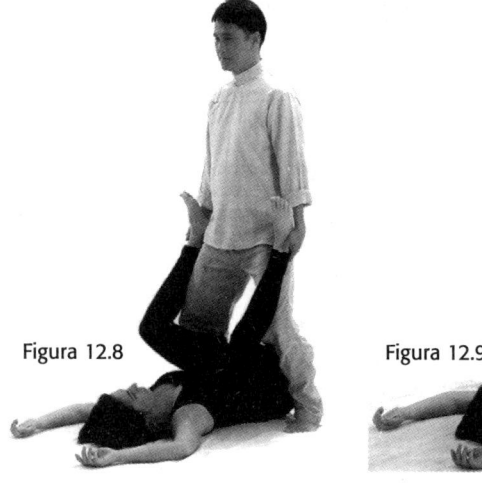

Figura 12.8

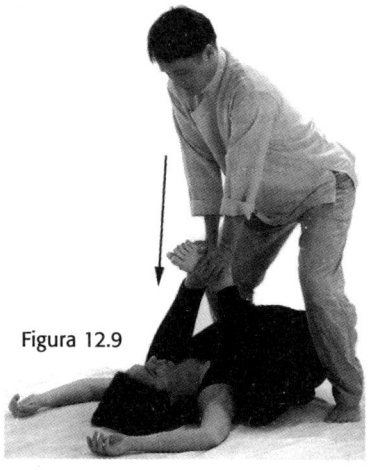

Figura 12.9

Pose AG (antigravitacional y de relajación de la columna vertebral)

Doble las piernas del receptor, con las rodillas juntas. Ponga los arcos del receptor sobre las rodillas de usted. Mantenga juntas sus rodillas y sus pies separados a la distancia de los hombros. Estírese y entrelace sus dedos justo arriba de las rodillas del receptor (figura 12.10). Apriete.

Jale las piernas del receptor con firmeza hacia su cuerpo (figura 12.11). Con una elevación confiada y poniéndose en cuclillas, lleve al receptor a la postura AG (figura 12.12).

Para soltar, levántese y regrese al receptor a la posición original. Camine lentamente hacia atrás mientras sostiene los pies. Agite con suavidad las piernas y hágalas oscilar.

Adaptación: Si sus rodillas son saltonas, utilice una toalla doblada entre sus ellas y los arcos del receptor. Para sujetarse con mayor seguridad utilice una bufanda.

Beneficios: Este ejercicio de inversión relaja la parte inferior de la espalda, aumenta el espacio entre las vértebras y proporciona tracción para la columna vertebral; es una de las poses más sorprendentes y favorables.

Error común: El practicante no se para con sus rodillas juntas o se para demasiado lejos del receptor. Es más fácil ejecutar esta pose cuando usted está más cerca del receptor, pero bien equilibrado. No se sienta intimidado por esta postura; es más fácil de lo que parece. Sólo mantenga juntas sus rodillas, mida la distancia que lo separa del receptor, respire, y —pase lo que pase— no se suelte.

Advertencia: No levante el cuello del receptor del tapete. Por seguridad, pida al receptor que meta su mentón en el pecho al soltar la pose.

Recomendada para: Pitta y kapha.

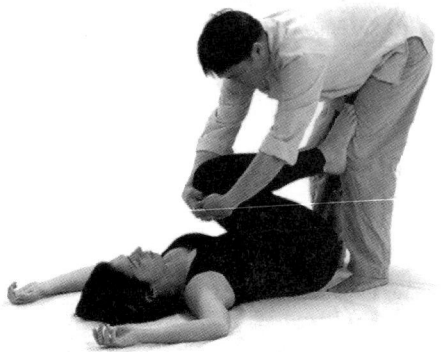

Figura 12.10

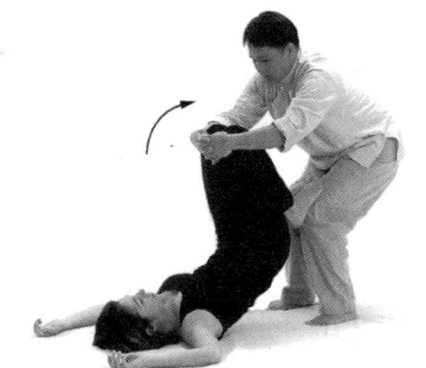

Figura 12.11

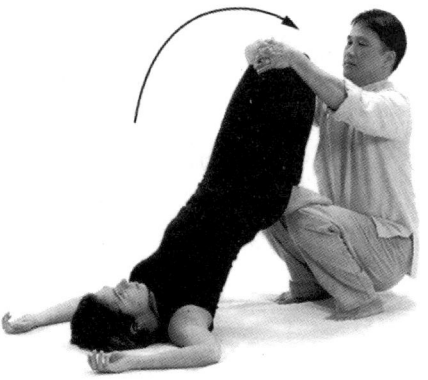

Figura 12.12

Hip-hop

Doble las piernas, junte las rodillas del receptor y apriételas entre las piernas de usted. Meta sus pies bajo las caderas del receptor. Mantenga rectos sus brazos y su espalda y presione con las palmas de manera alterna las rodillas del receptor mediante una oscilación de bambú, presionando la parte inferior de la espalda y el sacro hacia el tapete (figura 12.13).

Suelte la postura al empujar las rodillas hacia el pecho del receptor. Ponga los arcos del receptor sobre las rodillas de usted y luego camine hacia atrás mientras sostiene los pies. Agite con suavidad las piernas y hágalas oscilar de un lado a otro.

Beneficios: Comprime el sacro y las articulaciones de la cadera; alivia la tensión en la parte inferior de la espalda; tonifica los riñones. Esta pose es otra de las favoritas de muchas personas.

Recomendada para: Vata.

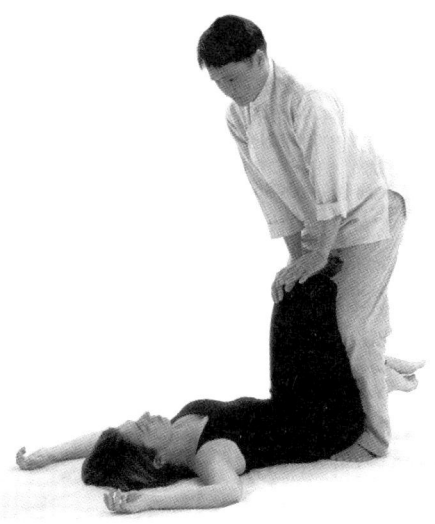

Figura 12.13

Mudra de yoga

Doble las piernas del receptor, crúcelas a la altura de los tobillos y póngalas bajo sus rodillas (figura 12.14). Dirija los pies hacia el piso y alinee sus tibias con los muslos del receptor. Pida al receptor que se detenga de las muñecas o los antebrazos de usted (figura 12.15).

Jale al receptor desde el piso por medio de enderezar sus piernas. Utilice su peso y empuje con sus rodillas hacia el interior del cuerpo del receptor (figura 12.16). Esto pondrá las piernas del receptor cerca de su torso. Recuerde que debe utilizar su peso, no la fuerza de sus brazos, para ejecutar esta postura.

Para soltar, deje que el receptor caiga con suavidad sobre su espalda en el tapete. Descruce las piernas del receptor y camine hacia atrás sosteniendo sus pies. Agite con suavidad las piernas del receptor y hágalas oscilar de un lado a otro.

Adaptación: Si es necesario, ponga un cojín entre sus tibias y el receptor para evitar un contacto hueso contra hueso, el cual puede ser doloroso.

Beneficios: Proporciona tracción al anillo óseo del hombro; flexibiliza los aductores de la cadera. Este ejercicio es un buen complemento para cualquier inclinación con la espalda.

Advertencia: Avance con cuidado si las rodillas del receptor están lastimadas o se lesionaron recientemente.

Recomendada para: Pitta.

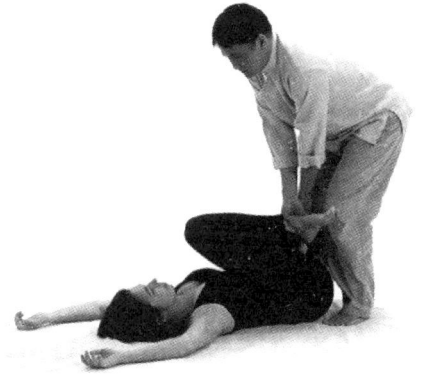

Figura 12.14

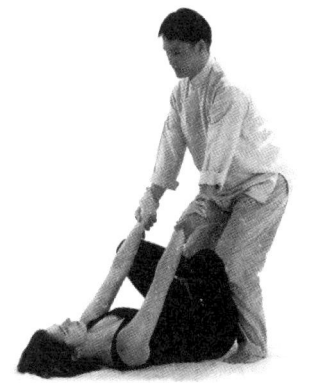

Figura 12.15

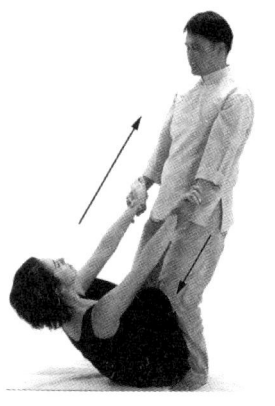

Figura 12.16

Flujo de la transición

Baje al receptor sobre su espalda y deje que sus manos queden a sus costados. Sostenga sus tobillos y enderece sus piernas mientras camina hacia atrás. Baje sus piernas con suavidad.

Como una modificación posible, junte las piernas del receptor y sostenga sus talones con una mano mientras usted pasa a la postura del Guerrero. Con su mano libre, ponga una almohada bajo las rodillas del receptor y baje sus piernas con suavidad. Esto elevará las rodillas del receptor y relajará su columna vertebral; para las mujeres, también reduce la presión en los ovarios.

Este es el final de las posturas de dos piernas. Ahora estamos preparados para pasar a las del abdomen, el pecho, el brazo y la mano.

13. POSTURAS PARA EL ABDOMEN, EL PECHO, EL BRAZO Y LA MANO

El abdomen contiene nuestros órganos de digestión y de eliminación y, por esa razón, es una parte muy delicada del cuerpo. A algunas personas les da vergüenza que alguien las toque en esta área, de modo que primero debe preguntar al receptor si acepta un masaje ahí.

Primero frote con suavidad el abdomen. Siga la respiración del receptor y sincronice su movimiento con este flujo. Cuando sienta que el receptor está relajado, aplique una presión ligera sobre los cinco puntos reflejo de los órganos (figura 13.1). No masajee ni toque los senos. Si el receptor ha comido justo antes de la sesión, deje la fortificación del abdomen para el final de la sesión, justo antes del masaje facial. No aplique un masaje en el abdomen si la receptora está embarazada o padece dolor de estómago intenso. En vez de eso, se

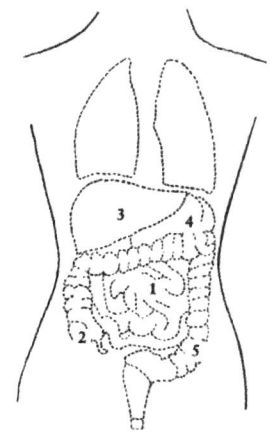

Puntos reflejo de los órganos para el masaje abdominal 1.
1. Intestino delgado
2. Colon ascendente
3. Hígado
4. Bazo
5. Colon descendente

recomienda un masaje más prolongado en la espalda, de costado o sentado.

Para el masaje tailandés con yoga básico siga las técnicas perfiladas para el Masaje abdominal 1; para la versión ampliada, continúe con el Masaje abdominal 2. Para estos masajes puede sentarse junto al receptor, en cualquier lado.

Masaje abdominal 1
Colocación de un ladrillo

Cuando era pequeño, mi madre colocaba un ladrillo en mi abdomen para tranquilizar mi disposición hiperactiva. Aplicar presión en el área abdominal estimula la respiración profunda y tiene un efecto tranquilizador.

Siéntese en la postura de Diamante junto al receptor. Ponga su mano sobre el área abajo del ombligo del receptor y sintonice su respiración con la de él (figura 13.2).

Con el brazo recto, haga una oscilación suave con el peso de su cuerpo durante la exhalación y deje de presionar durante la inhalación.

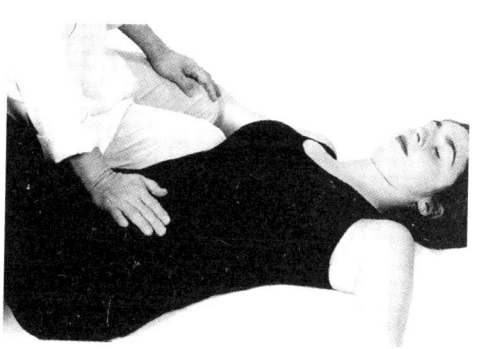

Figura 13.2

Brazada del sol y de la luna

Siéntese en una postura de Diamante junto al receptor. Siguiendo la dirección del intestino grueso, con una mano trace un círculo en el sentido de las manecillas del reloj por el perímetro del abdomen. Esto representa el sol.

La otra mano sigue en la misma dirección a la

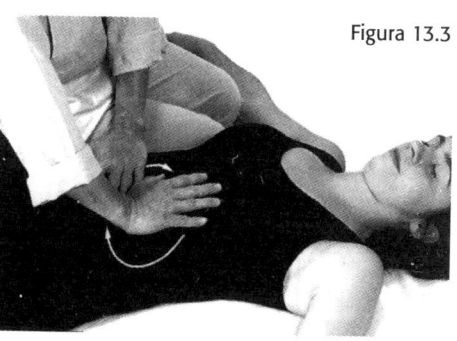

Figura 13.3

misma velocidad, pero deja de tocar el abdomen cuando se cruza con la Brazada del sol (figura 13.3). Esta brazada de semicírculo representa la luna.

Esta brazada tiene un efecto muy tranquilizador como preparación para la presión con las palmas.

Presión con las palmas

Desde la postura de Diamante, ponga sus palmas sobre el punto reflejo 1 de un órgano (figura 13.4). Espere una exhalación y presione suavemente con el peso de su cuerpo. Sostenga el movimiento durante una inhalación y exhalación completas, y deje de presionar con la siguiente inhalación.

Repita en los puntos del 2 al 5.

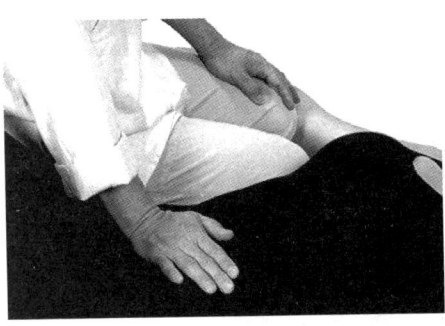
Figura 13.4

Presión con los dedos

Desde la postura de Diamante, ponga los dedos de ambas manos en el punto reflejo 1 de un órgano (figura 13.5).

Espere una exhalación y presione suavemente con el peso de su cuerpo. No empuje con la punta de sus dedos; simplemente haga contacto con ellos y deje de presionar con la inhalación. Repita en los puntos del 2 al 5.

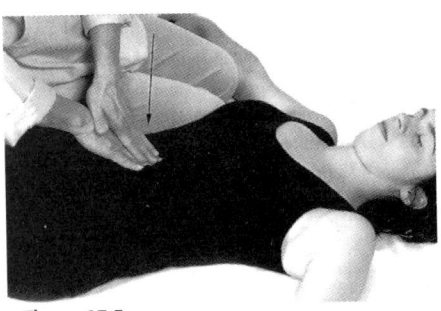
Figura 13.5

Beneficios del Masaje abdominal 1: Libera la tensión en el estómago; ayuda a aliviar el estreñimiento, porque fortificar en el sentido de las manecillas del reloj ayuda a la eliminación.

Advertencia: No presione con fuerza en los receptores con padecimientos cardiacos.

Recomendada para: Vata, pitta y kapha.

Masaje abdominal 2

Para una experiencia más intensa, continúe el masaje abdominal con las brazadas siguientes. Evite estas brazadas durante el embarazo o dolor de estómago agudo.

Presión circular sobre los puntos reflejo de los órganos

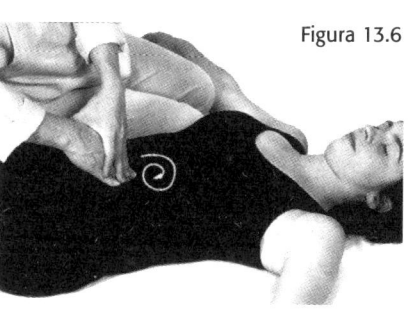

Figura 13.6

Siéntese en la postura de Diamante junto al receptor con sus dedos sobre el punto reflejo 1 de un órgano. Mientras el receptor exhala, presione con el peso de su cuerpo en el sentido de las manecillas del reloj (figura 13.6). No hunda con fuerza sus dedos; sólo aplique, con éstos extendidos la misma presión que con la mano. Rompa el contacto cuando el receptor inhale.

Repita en todos los puntos reflejo de órganos (figura 13.7).

Pelota de energía
Desde la postura de Diamante, junto al receptor, meta

una mano bajo la espalda, con la palma hacia arriba. Ponga la otra sobre el abdomen.

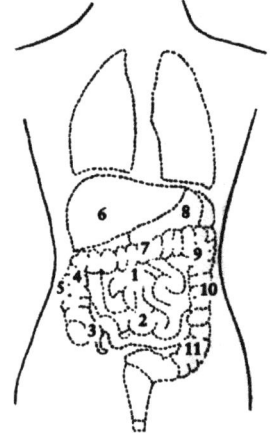

Puntos reflejo de los órganos para el Masaje abdominal 2.

1, 2. Ombligo e intestino delgado
3, 4. Colon ascendente
5. Riñones
6. Hígado
7. Colon transverso
8. Bazo y estómago
9. Colon descendente
10. Riñones
11. Colon descendente

Figura 13.7

Imagine que sostiene una pelota de energía entre ambas manos. Aplique un masaje al empujar, jalar, girar y lanzar la pelota de energía (figura 13.8).

Beneficios del Masaje abdominal 2: Alivia la tensión en el estómago; estimula los intestinos. Si el receptor está estreñido, fortifique más tiempo el lado izquierdo del receptor, alrededor del área del colon descendente.

Advertencia: No presione con fuerza en los receptores con padecimientos cardiacos.

Recomendada para: Vata, pitta y kapha.

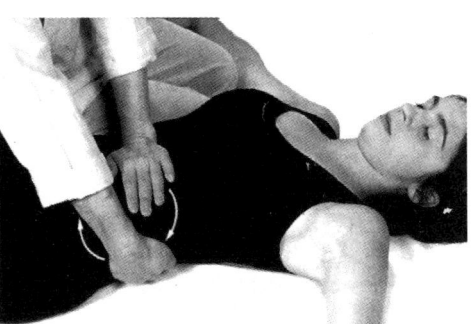

Figura 13.8

Masaje abdominal
(Postura alterna)

Como alternativa para la postura de Diamante recomiendo la postura siguiente. Es muy eficaz para dar un masaje abdominal, pero también es muy íntima. Por lo tanto, le recomiendo que la practique con receptores que conozca bien.

Siéntese en la postura de Diamante a los pies del receptor y ponga sus manos bajo los pies. En un movimiento fluido, pase a la postura de Diamante arrodillado mientras empuja arriba las piernas del receptor (figura 13.9). Mantenga rectos sus brazos y su espalda. Las palmas de sus manos deben estar sobre los talones del receptor.

Siga empujando las piernas hacia arriba mientras se acerca caminando sobre sus rodillas, hasta que toquen la parte inferior de la espalda del receptor (figura 13.10).

Deje que las piernas del receptor caigan a ambos lados de sus caderas mientras sostiene con sus muslos la parte inferior del espalda del receptor. Ahora el abdomen está cerca del suyo y muy cerca de sus manos (figura 13.11).

Las variaciones de presión con el antebrazo y con las dos palmas son muy eficaces desde esta postura.

Presión con el antebrazo
Ponga su antebrazo sobre el estómago del receptor. Con una oscilación hacia adelante, presione con su antebrazo hacia arriba y hacia abajo del abdomen (figura 13.12).

Ondas con las manos
Entrelace sus dedos y ponga ambas manos sobre el abdomen del receptor, con las palmas hacia abajo. Mueva

sus manos en un movimiento de un lado a otro, como olas en el océano (figura 13.13).

Apertura del pecho
Colóquese en la postura del Guerrero junto al receptor. Ponga sus manos sobre las costillas, con la parte carnosa de las manos justo a la mitad del torso. Los dedos siguen las costillas a los lados de la caja torácica (figura 13.14).

Comience justo arriba de las costillas flotantes, y deje caer su peso en una exhalación, como si abriera el pecho del receptor. Rompa el contacto en la siguiente inhalación. Deslice sus manos poco más arriba de la caja torácica y repita el movimiento.

Pase sus manos hasta la parte superior del torso y aplique por tercera vez justo bajo los hombros.

Beneficios: La expansión del pecho y la compresión del cartílago costal aportan flexibilidad a la caja torácica y alivia la tensión en el pecho.

Advertencia: Aplique su peso de manera equitativa entre sus palmas. No toque los senos. No aplique esta postura en receptores con osteoporosis.

Recomendada para: Kapha.

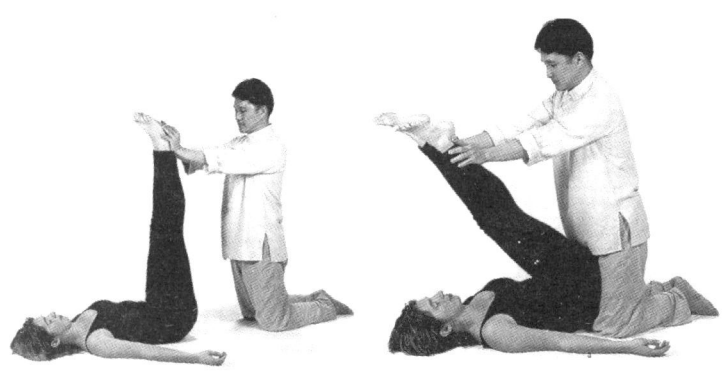

Figura 13.9   Figura 13.10

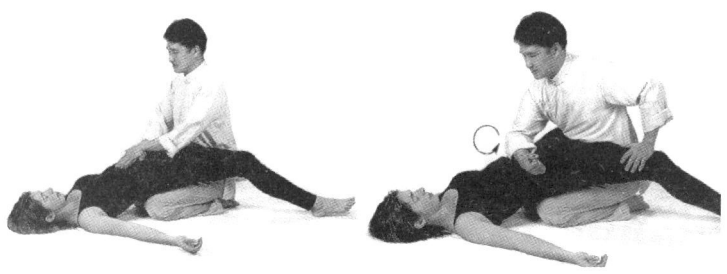

Figura 13.11   Figura 13.12

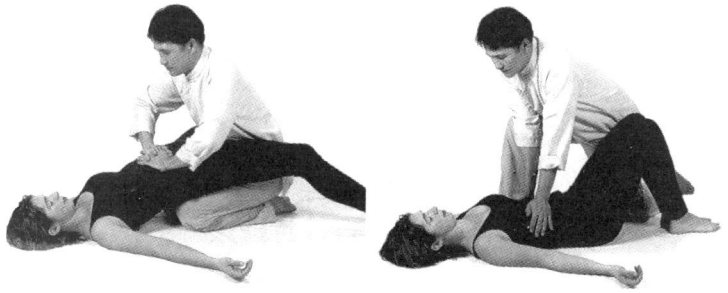

Figura 13.13   Figura 13.14

Presión con las palmas de las sen en los brazos

Siéntese junto al receptor en una postura de Diamante abierto. Levante el brazo del receptor en un ángulo de 90 grados a partir del cuerpo. Ponga una mano en la muñeca del receptor y la otra encima de la parte interna del codo (figura 13.15).

Presione hacia arriba y hacia abajo del brazo del receptor mediante una oscilación de bambú; mueva una mano de la muñeca al codo y la otra del codo hasta antes de la axila. Continúe presionando con los pulgares las sen sobre el mismo brazo.

Beneficios: Tonifica las arterias braquial, lunar y radial; comprime la funda intraósea del antebrazo, elimina el ácido láctico y alivia el cansancio y el adormecimiento en los brazos.

Advertencia: Evite presionar sobre los huesos y la axila.

Recomendada para: Vata, pitta y kapha.

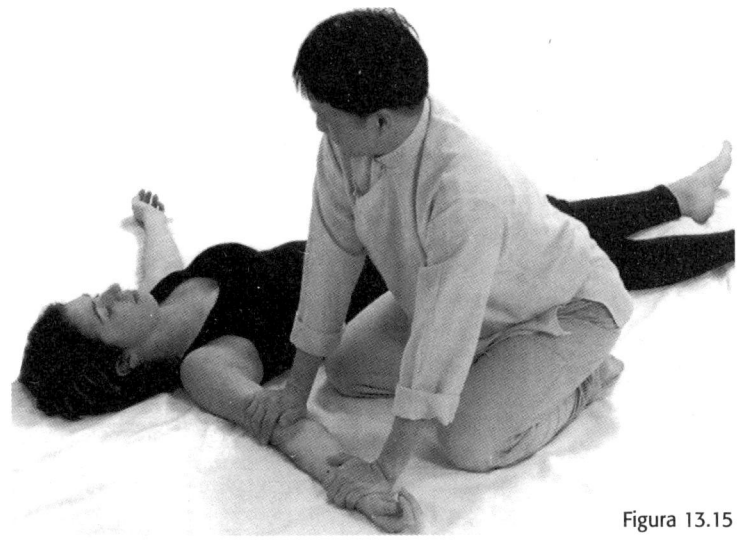

Figura 13.15

Presión con los pulgares de las sen en los brazos

Siga sentado junto al receptor en la postura de Diamante abierto y utilice el método de un pulgar tras otro para palpar las sen de la muñeca al codo y de regreso a la muñeca (figura 13.16). Después palpe desde el codo hasta justo antes de la axila y regrese. Este movimiento se ejecuta mejor mediante una oscilación de bambú.

Si ejecuta una sesión básica de masaje tailandés con yoga, repita la presión con las palmas de las sen de este brazo, pase al Masaje de la mano, y después al otro lado del cuerpo del receptor y repita la secuencia de masaje del brazo, comenzando con la presión con las palmas de las sen. Si aplica una sesión ampliada del masaje tailandés con yoga repita la presión con las palmas de las sen en este brazo, pase a la Detención de la sangre y al Masaje de manos, y después aplique la secuencia completa en el otro lado del receptor.

Beneficios: Estimula las líneas sen; alivia la tensión y el adormecimiento en los brazos y en las manos.

Advertencia: Evite presionar los huesos y la axila.

Recomendada para: Vata, pitta y kapha.

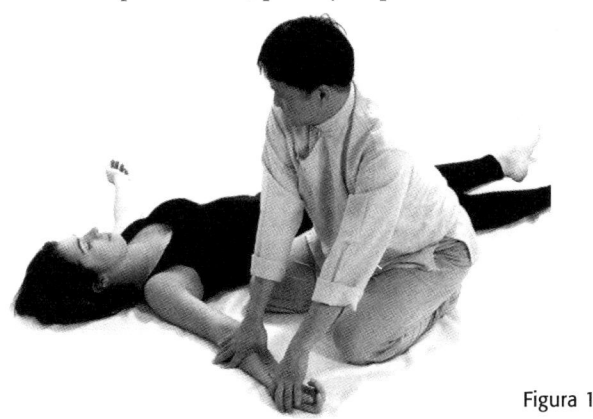

Figura 13.16

Detención de la sangre en los brazos

Pase a la postura de Gato 3. Ponga sus manos en los bíceps cerca de la axila y aplique una presión directa (figura 13.17). Esto comprimirá la arteria braquial y restringirá el flujo de sangre hacia el brazo.

Mantenga la presión durante 25 segundos y suelte. El receptor debe percibir una sensación cosquilleante que baja por su brazo hasta los dedos.

Beneficios: Comprime la arteria braquial, la principal proveedora de sangre para las manos. Este súbito flujo de sangre elimina de los vasos sanguíneos las células muertas y mejora la circulación.

Advertencia: Evite hacer este movimiento con personas que padecen hipertensión o problemas cardiacos y en personas con sobrepeso.

Recomendada para: Kapha.

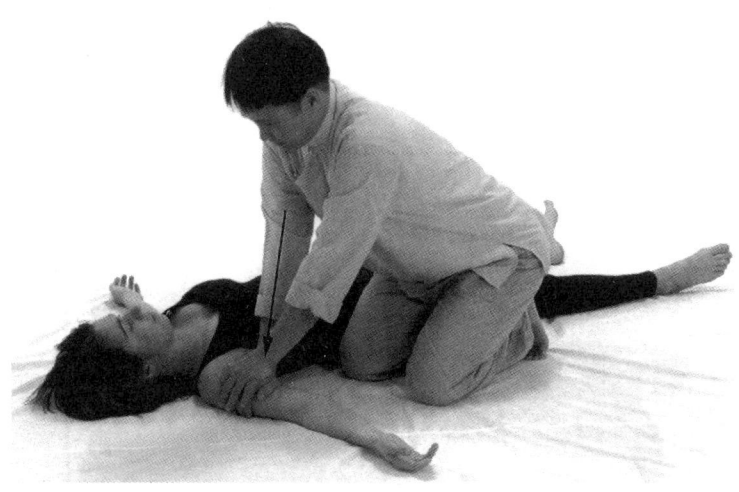

Figura 13.17

Masaje de manos

Otro movimiento preferido del masaje tailandés con yoga es el masaje de manos. Muchas personas trabajan con sus manos: en la computadora, en carpintería, al cocinar, escribir, masajear y demás.

Para un masaje maravilloso de las manos comience en la muñeca. Deje que las manos del receptor descansen sobre sus palmas y aplique un masaje en la muñeca con sus pulgares (figura 13.18). Después entrelace sus dedos anular e índice con los del receptor y extienda y estire la palmas del receptor (figura 13.19). Utilice sus pulgares para masajear la palma.

Después, apriete y jale con suavidad los dedos uno tras otro (figura 13.20). A continuación, apriete la mano completa (figura 13.21).

Para finalizar, frote poco a poco la mano y bájela con suavidad (figura 13.22).

Beneficios: Alivia la tensión y la artritis; aumenta la movilidad y estimula los numerosos puntos de acupresión en la mano.

Recomendada para: Vata, pitta y kapha.

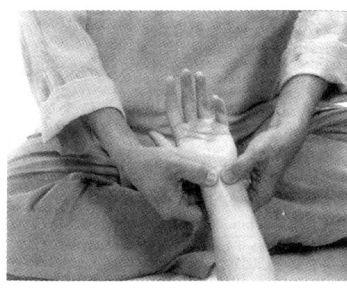 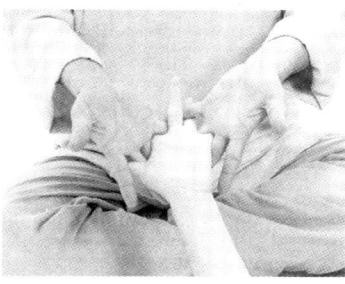

Figura 13.18   Figura 13.19

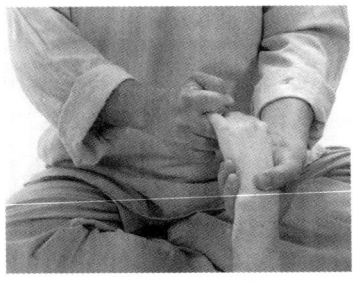
Figura 13.20

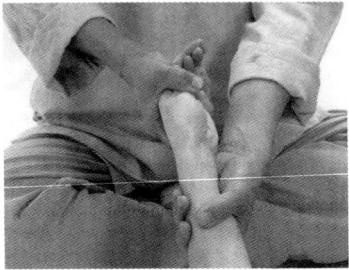
Figura 13.21

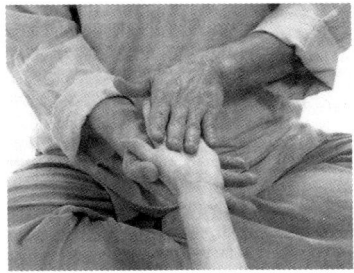
Figura 13.22

Flujo de la transición

Siéntese cómodo con las piernas cruzadas algunos centímetros detrás de la cabeza del receptor como preparación para el masaje de la cara. Ahora estamos listos para avanzar al cierre de la sesión.

14. CIERRE DE UNA SESIÓN

Una vez que llega al cierre de una sesión ha ejecutado la danza de un estupendo masaje. Sin embargo, lo mejor está por venir: el masaje de la cara. El receptor perdonará cualquier error que haya cometido durante una sesión si aplica un buen masaje en la cara.

Las técnicas faciales de un masaje tailandés tradicional son cortar, apretar, pellizcar, y palmear; sin embargo, terminar una sesión de este modo estremece el cuerpo y la mente de casi todos los receptores occidentales. Este no es un modo relajado de terminar un masaje. El método de la Palma del loto del masaje tailandés con yoga sirve como alternativa al método abrupto ofrecido en Tailandia. Terminamos frotando y repasando con suavidad los músculos faciales. Al mantener la tradición de fortificar los puntos de acupresión, todavía incluimos una circulación ligera de los puntos de presión con los dedos. Después del masaje facial, termine como

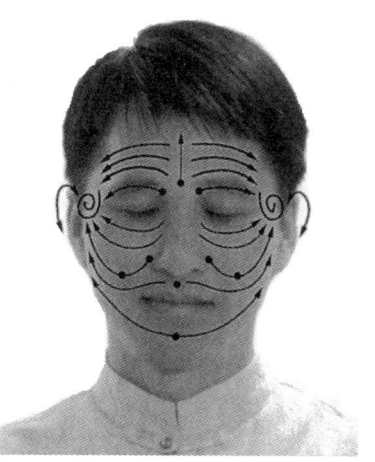

Siga la dirección de las flechas para aplicar el masaje facial.

comenzó: con un momento de silencio en una postura Namaskar.

Al comenzar el masaje, mueva sus manos con lentitud y suavidad para no sobresaltar al receptor. Al final, quite sus manos poco a poco y con suavidad.

Masaje de la cara

Siéntese cerca de la cabeza del receptor. Repase el lado de la cara del receptor de un modo suave y atento. Utilice sus pulgares para masajear la frente desde las cejas hasta la línea del cabello (figura 14.1). Aplique pasadas largas y avance hacia los lados del rostro. Termine cada pasada al hacer circular sus pulgares sobre las sienes.

Pase bajo los ojos y continúe las pasadas con los pulgares, dirija sus dedos hacia afuera y circule por las sienes. Siga bajando hasta la parte inferior de la boca.

Aplique un masaje en las orejas, que alojan muchos puntos de acupresión. Frote y apriete toda la oreja, preste especial atención a los lóbulos. A los receptores les encanta esto. Termine con un repaso de los lados de la cara una vez más.

Adaptación: Aplicar una gota de aceite de aromaterapia antes de este movimiento puede ser muy provechoso para el receptor. Proporcione un masaje facial más prolongado a personas con una constitución vata.

Advertencia: Compruebe que sus manos no huelan a cigarrillos, ajos u otro olor fuerte. Una buena idea es lavar sus manos justo antes del masaje facial. Algunos de mis estudiantes limpian sus manos con una combinación de agua y té en una toalla que tienen a la mano. Si a usted le sudan las manos, séquelas con una toalla y aplíquese talco o maicena. También puede limpiar sus manos en el lugar con toallas para bebés sin aroma. No emplee aceite aromático si el receptor emplea otra medicina vibratoria, como remedios homeopáticos o flores de Bach.

Figura 14.1

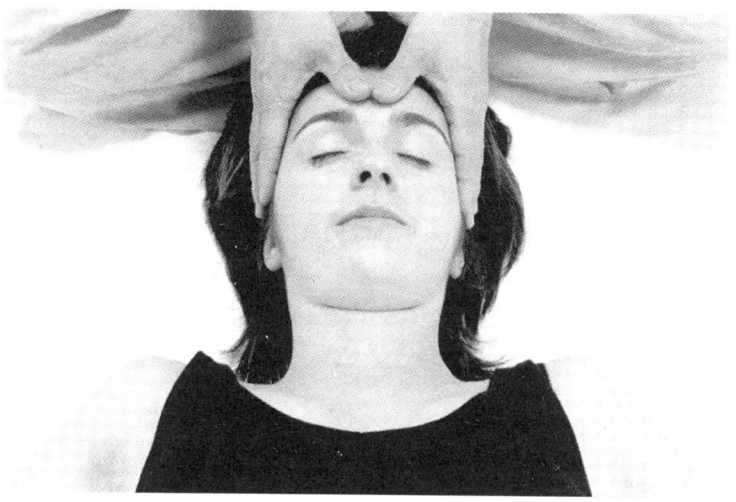

Namaskar

Finalice la sesión como comenzó: sostenga sus manos en posición de oración con un momento de silencio. La postura Namaskar desarrolla una actitud de atención y conciencia espiritual (figura 14.2). El resultado es la creación de un espacio sagrado. Es una oportunidad para que el practicante se tranquilice y cultive la metta, la bondad amorosa.

Para finalizar, quiero decir que he tenido el enorme placer de presentarle el antiguo y precioso arte del masaje tailandés con yoga. Como practicante de este arte, usted es parte de una rica herencia cultural de Tailandia que ha sobrevivido durante siglos. Los grandes maestros de Tailandia que preservaron esta práctica han conferido un don de contacto compasivo al resto del mundo. Si todos en el mundo pudieran practicar el arte de sanar, el contacto compasivo, tendríamos paz en la tierra.

Om Mani Padme Hum. ¡Que tenga usted una buena práctica!

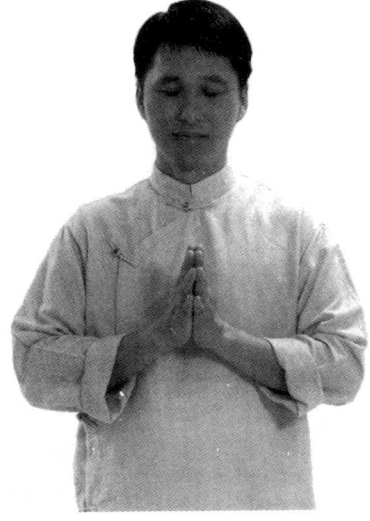

Figura 14.2

Apéndice 1
CUESTIONARIO DE SALUD PERSONAL

Fecha   Hora
Nombre
Dirección
Teléfono (casa)   (trabajo)
Edad   Sexo   Estatura   Peso
Profesión   Recomendado por
¿En la actualidad toma medicamentos?
¿Cuáles?
¿En la actualidad está bajo tratamiento de un médico o un profesional para atención de la salud?

De ser así, ¿por cuáles razones?

Indique si padece alguna de las condiciones listadas a continuación:
__ SIDA
__ Alergias
__ Aneurisma aórtico
__ Arterosclerosis
__ Cáncer
__ Problemas en la columna vertebral
__ Estreñimiento

__ Diarrea
__ Fracturas
__ Padecimiento cardiaco
__ Hemofilia
__ Hernia
__ Presión sanguínea alta
__ Problemas en las articulaciones
__ Menstruación
__ Heridas y cortadas abiertas
__ Osteoporosis
__ Flebitis
__ Embarazo
__ Dislocación previa
__ Artritis reumatoide
__ Enfermedades de la piel
__ Derrame cerebral
__ Cirugía
__ Otras

¿Tiene limitaciones de movimiento?

¿Teme que algunos estiramientos o posturas de yoga lo puedan dañar?

¿Está embarazada?   ¿Cuál es la fecha del parto?
¿Utiliza lentes de contacto?   ¿Emplea un marcapasos?
¿En cuáles actividades físicas participa con regularidad?

Si ha tenido accidentes recientes, anote los detalles:

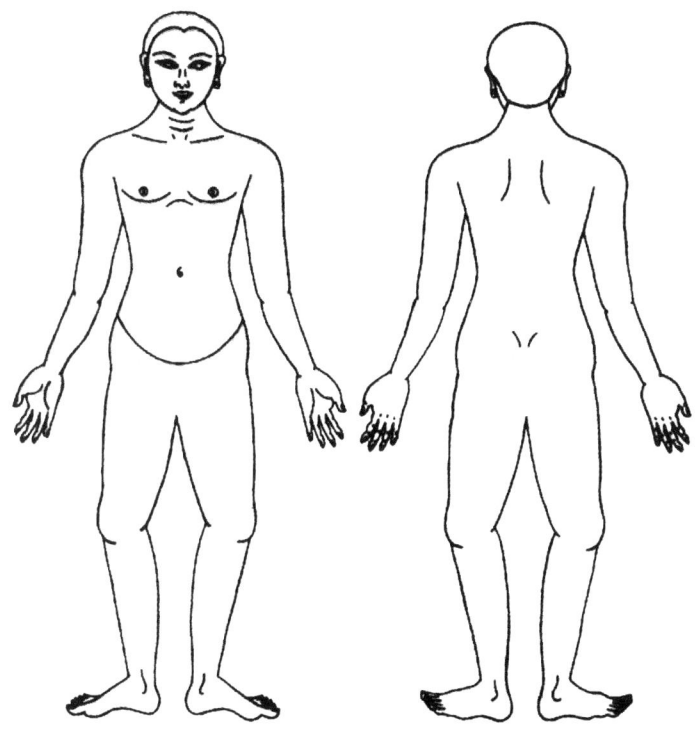

Marque con un círculo en los dibujos las áreas problemáticas e indique sus síntomas con estos símbolos:

Tensión – – – – –   Calambres /////////

Adormecimiento +++++++   Dolor >>>>>>>

Si se ha sometido a cirugías recientes, anote los detalles:

Autorización para el masaje tailandés con yoga

Se sobreentiende que el masaje tailandés con yoga es para relajación y que no pretende diagnosticar ni tratar ningún desequilibrio, lesión o condición físico o mental. He comunicado a mi practicante mi estado de salud y las recomendaciones y restricciones por parte de mi médico o terapeuta en lo relacionado con el masaje tailandés con yoga.

Firma del paciente

Fecha:
Notas del practicante:

Tiempo de la sesión:
Contraindicaciones:

Dificultades encontradas:

Observaciones:

Preferencias del paciente:

Cosas que le desagradan al paciente:

Apéndice 2
CUESTIONARIO DE CONSTITUCIÓN AYURVÉDICA

Encierre en un círculo las respuestas correctas. Puede elegir más de una respuesta en el cuadro que se encuentra en las dos siguientes páginas.

	VATA (ACTIVO)	PITTA (APASIONADO)	KAPHA (CONFIABLE)
Su peso es	Más bajo de lo normal	Normal	Más alto de lo normal
De niño, su constitución era	Delgada	Normal	Rolliza
Sus huesos son	Ligeros con articulaciones prominentes	Normales	Largos
Aumenta de peso	Con dificultad	Con facilidad, y baja de peso con facilidad	Con facilidad, y le cuesta trabajo bajar
Sus ojos son	Pequeños, activos, y oscuros	De color claro	Grandes con pestañas gruesas
Su piel es	Seca	Con pecas	Suave y lisa
El tono de su piel es	Oscuro, y se broncea con facilidad	Rojizo, se quema con facilidad	Blanco y pálido
Usted es	Hiperactivo	Activo	Lento
Su digestión es	Irregular; a veces buena, a veces mala	Normalmente buena	Generalmente lenta
Las rutinas	Le desagradan	Puede seguir una y un plan	Funciona con las rutinas
Usted es	Un pensador creativo	Buen iniciador y líder	Estable y cooperador
En lo sexual, usted es	Muy activo o muy inactivo	Apasionado y dominante	Constante y fiel
Le agrada	Viajar, el arte	Los deportes, la política, los lujos	Negocios, la sana alimentación
Le desagrada el clima	Frío, con viento seco	Caluroso y con sol	Frío y húmedo
Su memoria es	Normal	Excelente	Buena
Su modo de hablar	Rápido	Fuerte	Melódico
Su modo de dormir	Se despierta con facilidad	Duerme bien	Duerme profundamente y ronca
Al manejar dinero es	Derrochador	Metódico	Frugal
Su transpiración es	Escasa y casi sin olor	Intensa con olor fuerte	Intensa con olor agradable
La evacuación de sus intestinos es	Irregular, difícil, seca y estreñida	Fácil y regular; va al baño una o dos veces al día	Regular, diaria, espesa y pesada

	Vata	Pitta	Kapha
Su nariz es	Pequeña	Mediana	Grande
Sus dedos son	Pequeños, largos	Medianos	Larga
Sus manos/pies son	Fríos y secos	Cálidos y sonrosados	Frescos y húmedos
Prefiere el clima	Cálido	Fresco y lugares ventilados	Cualquiera que no sea húmedo
Su humor es	Temperamental, con cambios de ideas	Enérgico al expresar sus ideas	Estable, confiable, cambia lentamente
Su cabello es	Áspero, enredado, rizado	Delgado, lacio, grasoso	Grueso y ondulado
Sus pies son	Pequeños, delgados	Medianos	Grandes, anchos
Sus rasgos faciales son	Irregulares	Prominentes	Redondos
Sus uñas son	Quebradizas	Suaves	Fuertes y gruesas
Su pecho es	Plano	Normal	Muy desarrollado
Evaluación	Total vata:	Total pitta:	Total kapha:

RECURSOS

Escuelas de masaje tailandés

En la actualidad existen muchas escuelas de masaje tailandés, y todos los días se inaugura una. Sin embargo, la calidad de la enseñanza varía de una escuela a otra. Los recursos siguientes son con los que he tenido contacto directo o que me han recomendado personas de fiar. Por supuesto esta no es una lista exhaustiva.

TAILANDIA
The Foundation of Shivago Komarpaj
Old Medical Hospital, near Chiang Mai Cultural Centre
Wualai Road, Chiang Mai, Tailandia
Esta escuela bien establecida desarrolla el estilo del Norte del masaje tailandés. También dirige una clínica de masaje curativo. Se ofrecen clases en inglés, al igual que un programa certificado de doce días.

Thai Traditional Massage School
Wat Po, 2, Sanamchai Rd.
Bangkok, Tailandia
Esta histórica escuela de masaje funciona desde hace dos siglos. Si usted puede soportar el ruidoso y atestado ambiente del templo, apreciará esta escuela, que es una de las más respetadas en Tailandia.

NORTEAMÉRICA

Lotus Palm School
Kam Thye Chow
1024 Fairmount Quest
Outremont, Quebec
Canadá H2V 267
Teléfono: 514 270 5713
www.lotuspalm.com
lotuspalm@hotmail.com
El autor y maestros calificados internacionalmente imparten talleres con regularidad. Se hace hincapié en la alineación estructural, la danza con transiciones, la implementación del ayurveda, la meditación y la práctica de la metta.

The Center for Thai Yoga Therapy
Saul David Raye
PO Box 903
Topanga, California 90290
Teléfono: 310 313 5076
www.thaiyoga.com
info@thaiyoga.com
Saul integra el masaje tailandés con otras técnicas y prácticas, entre ellas ayurveda, hatha yoga, yoga reconstituyente, y curación mediante las pranas. Ofrece programas de capacitación con residencia y talleres en fines de semana.

International Professional School of Bodywork
Pacific College of Oriental Medicine
Richard Gold Ph.D., L.Ac.
San Diego, California
Teléfono: 800 748 6497 (International School of Bodywork) / 800 729 0491 (Pacific College)

rmgold@znet.com
El Dr. Gold enseña el estilo del Norte del masaje tailandés (nuad bo'rarn). Practica la acupuntura y la medicina china desde 1978.

EUROPA

The School of Thai Yoga Massage
Kira Balaskas
46A, North View Road
London N8 7LL UK
Teléfono: 208 341 3835
www.thaiyogamassage.co.uk
kira@thaiyogamassage.co.uk
Esta escuela imparte diplomados de capacitación para principiantes y avanzados en Londres. Los cursos son dirigidos por Kira Balaskas, un experimentado y calificado maestro del masaje tailandés.

Maestros y practicantes

TAILANDIA
Asokananda
The Sunshine Network
149, Kaew Nawarat Soi 4
Chiang Mai 50000, Thailand
www.infothai.com/thaiyogamassage, www.asokananda.com
asokasunshine@hotmail.com
Asokananda es autor de *The Art of Traditional Thai Massage* y fundador de la Sunshine Network, un grupo de asociaciones que promueve una práctica espiritual que combina el masaje tailandés, el yoga, el tai chi chuan y la medi-

tación. Tienen asociados en Tailandia, Alemania, Austria, Nueva Zelanda, Italia, Croacia, Inglaterra y la India. Las instalaciones son muy distintas de una ciudad a otra.

Maestro Masijista Pichet Boonthumme
3/3 M.5 T.Bahn Vehn A.Hang Dong
Chiang Mai 50230, Thailand
Teléfono: 66 53 441 704
Este maestro del masaje tailandés es una gran autoridad y un respetado sanador en la comunidad tailandesa. Atrae estudiantes de todo el mundo para estudios avanzados.

Maestro Itthidet Manalat ("Poo")
8, Soi 13, Sirimangkalajarn Road, T. Suthep, A. Muang, Chiang Mai 50200, Thailand
Teléfono: 66 53 215 267
Este maestro se especializa en el masaje terapéutico de las sen (líneas de energía). Imparte cursos de terapia básica y avanzada.

Maestro Pradit y Cristina Baroni
24 Kaew Nawarat, Soi 4 (near McCormick Hospital)
5000 Chiang Mai, Thailand
Teléfono: 053 242 310 / 01 884 81 85
sunshinehouse_cm@hotmail.com
Pradit y Cristina ofrecen un curso de diez días de masaje tailandés tradicional con clases de introducción a la meditación Vipassana y el yoga.

India

Prabhat Menon
4—B, Maheswar Dharsan S.V. Road
Santacruz (West), Mumbai 400054
Teléfono: 0091 250 452595
menonprabhat@rediffmail.com

Norteamérica

Lissa Guilbault, LMT.
LissaGuilbault@hotmail.com
Maestra del masaje tailandés con yoga de la escuela de la Palma del loto, Lissa se dedica a la práctica privada en Québec. Durante varios años fue asistente de Kam Thye. Lisa imparte sesiones privadas y para grupos en Norteamérica y habla con fluidez inglés y francés.

Chris Holmes
thaimassage@care2.com
Chris es maestro del masaje tailandés con yoga de la escuela de la Palma del loto. Es un talentoso comunicador y maestro de yoga Kripalu. Ofrece sesiones privadas y capacitación a grupos en diversas ciudades de Estados Unidos.

Libros y accesorios para masaje tailandés con yoga

Tai Chi Chuan: Mindfulness in Motion
Por Kam Thye Chow, con Asokananda
Un libro que presenta las trece posturas básicas del tai chi chuan, con ilustraciones y fotografías. La obra ofrece

un método completo y fácil para aprender este arte, al mismo tiempo que nos devuelve al corazón de la filosofía del tai chi.

Diagramas de las líneas de energía del masaje tailandés tradicional
Por Asokananda y Kam Thye Chow
Una carpeta que contiene diez diagramas (cuatro a todo color) con una representación detallada de las diez líneas de energía principales (sen sip) en el masaje tailandés tradicional. Se indica con gran claridad el valor terapéutico de cada línea.

Tapete de la Palma del Loto (Lotus Palm Mat)
El tapete de la Palma del loto sirve para el masaje tailandés, el shiatsu, la terapia con yoga, y otras prácticas de fortificación en el piso. Cada paquete está formado por tres piezas: un tapete principal (210 ˇ 100 ˇ 2.5 cm), un tapete lateral (40 ˇ 100 ˇ 2.5 cm) y una almohada larga (25 ˇ 100 ˇ 5 cm). Cada tapete está hecho con hule suave comprimido y una cubierta de algodón resistente de alta calidad. Tres correas resistentes de 5 cm de ancho con hebilla, y una bolsa (40 ˇ 40 ˇ 102 cm) facilitan su traslado. Color: vino; peso: menos de 9 Kg.

Video del Masaje tailandés con yoga
En este video de introducción, con duración de una hora, Kam Thye Chow presenta paso a paso un masaje tailandés con yoga en todo el cuerpo. El video cubre las técnicas del masaje tailandés con yoga, al igual que la mecánica corporal y los métodos para moverse con un flujo suave y uniforme. Para pedir libros, diagramas, el tapete, o el video: www.lotuspalm.com

LECTURAS SUGERIDAS

MASAJE
Asokananda (Harald Brust). *The art of traditional thai massage*. Bangkok, Tailandia: Editions Duang Kamol, 1994.
——. *Thai traditional massage for advanced practitioners*. Bangkok, Tailandia: Editions Duang Kamol, 1996.
Capellini, Steve, y Michel Van Welden. *Massage for dummies*. Foster City, Calif.: IDG Books Worldwide, 1999.
Cash, Mel. *Sport and remedial massage therapy*. Londres: Ebury Press, 1996.
Gold, Richard. *Thai massage: a traditional medical technique*. Edinburgh: Churchill Livingstone, 1998.
Menon, Prabhat, y Asokafianda. *One rope, two feet & healing oils: Chavutti Thirummal, the ancient art of keralite massage*. Bangkok, Tailandia: Editions Duang Kamol, 1999.

AYURYEDA
Chopra, Deepak, M.D. *Perfect health: the complete mind/body guide*. Nueva York: Harmony Books, 1991.
Frawley, David. *Ayurveda and the mind: the healing of consciousness*. Twin Lakes, Wis.: Lotus Press, 1997.
——. *Yoga & Ayurveda: self-healing and self-realization*. Twin Lakes, Wis.: Lotus Press, 1999.
Lad, Vasant. *Ayurveda: the science of self-healing. A practical guide*. Wilmont, Wis.: Lotus Press, 1985.

Morningstar, Amadea. *Ayurvedic cooking for westerners: familiar western food prepared with ayurvedic principles.* Twin Lakes, Wis.: Lotus Press, 1995.

Rhyner, Hans H. *Ayurveda: the gentle health system.* Nueva York: Sterling Publishing, 1994.

Warrier, Gopi, y Deepika Gunawant. *The complete illustrated guide to ayurveda: the ancient Indian healing tradition.* Shaftesbury, Dorset: Element Books, 1997.

YOGA

Asokananda (Harald Brust). *The yoga of mindfulness: a buddhist path for body and mind.* Bangkok, Tailandia: Editions Duang Katnol, 1993.

Cope, Stephen. *Yoga and the quest for the true self.* Nueva York: Bantam, 1999.

Devi, Nischala Joy. *The healing path of yoga.* Nueva York: Three Rivers Press, 2000.

Desikachar, T. K. V. *The heart of yoga: developing a personal practice.* Rochester, Vt.: Inner Traditions International, 1995.

Feuerstein, Georg. *The yoga tradition: its history, literature, philosophy and practice.* Prescott, Ariz.: Hohm Press, 1998.

Myers, Esther. *Yoga & you.* Toronto: Random House, 1996.

Sivananda Yoga Vedanta Center. *Yoga mind & body.* Londres: Dorling Kindersley, 1996.

ANATOMÍA Y ESTRUCTURA DEL CUERPO

Calais-Germain, Blandine. *Anatomy of movement.* Seattle: Eastland Press, 1993.

———. *Anatomy of Movement: Exercises.* Seattle: Eastland Press, 1996.

Kapit, Wynn, y Lawrence M. Elson. *The anatomy coloring book* (2a ed.). Nueva York: HarperCollins, 1993.

MEDITACIÓN Y DESARROLLO PERSONAL

Bhikkhu, Buddhadasa. *Mindfulness with breathing: unveiling the secrets of life*. Chaiya, Tailandia: The Dhamma Study and Practice Group, 1989.

Brown, Mick. *The spiritual tourist: a personal odyssey through the outer reaches of belief*. Nueva York: Bloomsbury, 1999.

Carlson, Richard. *Don't sweat the small stuff. . . and it's all small stuff*. Nueva York: Hyperion, 1997.

Chow, Kam Thye, y Asokananda (Harald Brust). *Tai Chi Chuan: mindfulness in motion*. Bangkok, Tailandia: Editions Duang Kamol, 1994.

Dalai Lama, H. H., y Howard Cutler. *The art of happiness*. Nueva York: Riverhead Books, 1998.

Feldman, Christina, y Jack Kornfield. *Stories of the spirit, stories of the heart*. San Francisco: HarperCollins, 1991.

Khema, Ayya. *I give you my life*. Boston y Londres: Shambhala, 1998.

Rahula, Walpola. *What the buddha taught*. Nueva York: Grove Weidenfeld, 1974.

Reid, Daniel. *The tao of health, sex and longevity: a modern, practical approach to the ancient way*. Londres: Simon & Schuster, 1994.

Snelling, John. *The Buddhist handbook: a complete guide to Buddhist teaching and practice*. Londres: Rider Books, Random House, 1998.

Thich Nhat Hanh. *Old path white clouds: walking in the footsteps of the buddha*. Berkeley: Parallax Press, 1991.

⸻. *Love in action: writings on nonviolent social change*. Berkeley: Parallax Press, 1993.

ÍNDICE

Agradecimientos 9
Prólogo
Sudhir Jonathan Foust 11

PARTE I: LA FILOSOFÍA
1. De arte religioso a arte curativo 17
2. Fundamentos teóricos: Las líneas sen,
   las doshas y los principios médicos occidentales 23
3. La meditación por medio de la danza
   del masaje tailandés con yoga 51
4. La relación practicante/paciente 77

PARTE II: LA PRÁCTICA
5. Introducción 95
6. Posturas sentado 97
7. Posturas de ambos pies y de uno solo 117
8. Fortificación de las sen en las piernas 129
9. Posturas de una sola pierna 135
10. Posturas de costado 151
11. Posturas recostado 161
12. Posturas de ambas piernas 175

13. Posturas para el abdomen,
    el pecho, el brazo y la mano   189
14. Cierre de una sesión   203

Apéndice 1: Cuestionario de salud personal   207
Apéndice 2: Cuestionario de
           constitución ayurvédica   211

Recursos   215
Lecturas sugeridas   221

Masaje tailandés con yoga,, de Kam Thye Chow, fue impreso en septiembre de 2007, en Q Graphics, Oriente 249-C, núm. 126, C.P. 08500, México, D.F.

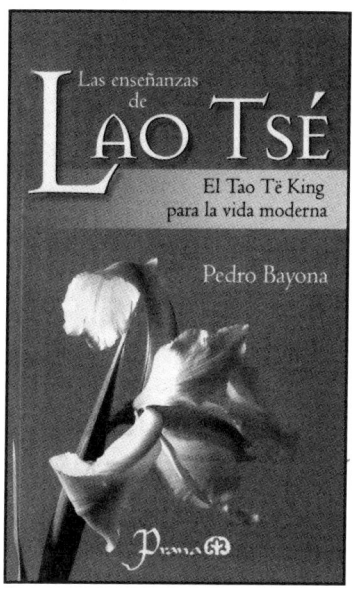

Este es un libro práctico, de consulta frecuente, de hallazgos iluminadores en las enseñanzas de Lao Tsé que darán consuelo y abrirán nuevos horizontes cuando pensemos que una situación no tiene remedio. Muchos han podido constatar los beneficios de releer algunos de los pasajes del *Tao Të King* para encontrar un consejo, un punto de vista o una estrategia con la cual se pueda enfrentar momentos de sufrimiento o desesperación.

Las enseñanzas de Lao Tsé. El Tao Të King para la vida moderna está destinado a presentar la visión y los consejos de la sabiduría de Lao Tsé, con los que podremos lograr una comprensión superior de las razones de todo aquello que nos causa inquietud y sufrimiento en nuestra vida diaria. A diferencia de muchos libros de filosofía occidental, que en vez de dar alguna forma de "consolación filosófica" sólo producen una mayor desesperación, la filosofía china en general, y Lao Tsé en especial, tiene un profundo sentido práctico.

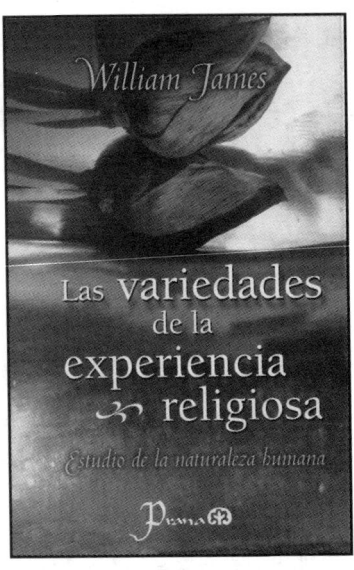

Cuando busqué los temas para estas conferencias, consideré que el primero de ellos podía ser completamente descriptivo, a propósito de «Las necesidades religiosas del hombre». No obstante, mientras escribía, el inesperado aumento de la *problemática psicológica* me hizo dejar de lado totalmente el tema metafísico, por eso el estudio de la naturaleza religiosa del ser humano llena íntegramente estas conferencias.

Acorde con mi convicción de que un conocimiento detallado normalmente nos vuelve más sabios que el dominio de fórmulas abstractas, aunque sean profundas, he puesto testimonios concretos, escogidos entre las manifestaciones extremas del pensamiento religioso. En consecuencia, algunos lectores podrán creer que simplemente ofrezco una caricatura del tema. Afirmarán que estas conclusiones piadosas no resultan intelectualmente sanas... Si, con todo, tiene la suficiente paciencia y llega hasta la última página, creo que entonces ese sentimiento negativo se esfumará, pues he procurado mezclar los impulsos religiosos con otros principios del sentido común, que servirán para enmendar la exageración y permitirán que cada lector alcance conclusiones tan moderadas como quiera.

William James

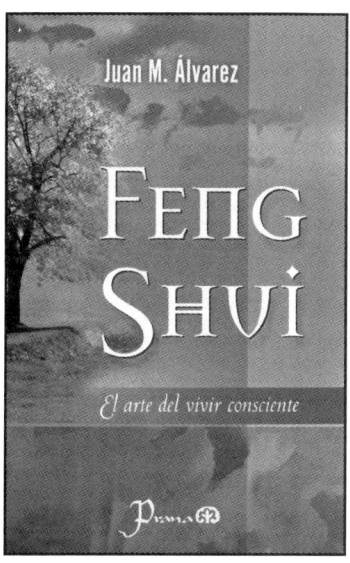

El Feng Shui, legendaria sabiduría y filosofía oriental, es una perfecta simbiosis de colores, sonidos y formas en el tiempo y en el espacio, para lograr una armonía externa e interna en los hogares, negocios, y oficinas. Al armonizar nuestros espacios cotidianos, podemos proyectar lo mismo en otros aspectos de nuestras vidas.

Feng Shui. El arte del vivir consciente es una obra útil para aquellos que quieran adquirir un conocimiento profundo de este antiquísimo arte ambiental. Es un libro que encara algunos de los grandes problemas del mundo actual: los cambios que la tecnología y la superpoblación han creado en el medio ambiente. Y ofrece soluciones simples y sencillas para lograr ser conscientes en nuestra forma de vivir.

Juan M. Álvarez es el maestro de Feng Shui más afamado y respetado en el mundo de habla hispana. Ha entrenado a cientos de discípulos para propagar sus enseñanzas; asimismo, él fue discípulo de la máxima autoridad china en este arte ambiental: Thomas Lin-Yun. A partir de la publicación de *Feng Shui. La armonía del vivir*, Álvarez marcó una época de esplendor del Feng Shui en América. Este libro que publicamos ahora es la versión enriquecida y ampliada de aquélla.